Etanercept –
Therapeutische Anwendungen
in Klinik und Praxis

Herausgeber: Gerd-Rüdiger Burmester

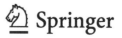
Springer

Herausgeber: Prof. Dr. Gerd-Rüdiger Burmester
Medizinische Klinik mit Schwerpunkt Rheumatologie
und Klinische Immunologie
Charité Campus Mitte
Charité – Universitätsmedizin Berlin
10098 Berlin

Springer Medizin Verlag GmbH
Corporate Publishing
PD Dr. Beate Fruhstorfer (Leitung),
Ulrike Hafner (verantwortlich),
Ursula Hilpert, Dr. Friederike Holthausen,
Sabine Jost, Dr. Claudia Krekeler,
Dr. Christine Leist, Katrin Stobbe,
Sandra Thake, Teresa Windelen
Tiergartenstraße 17
69121 Heidelberg

Redaktionelle Mitarbeit: Dr. Katharina Arnheim, Berlin

ISBN-10 3-540-40440-6
ISBN-13 978-3-540-40440-8
SPIN   10938867

Mit freundlicher Unterstützung der Wyeth Pharma GmbH, Münster

Titelgestaltung, Layout und Satz: grafische gestaltung buske, Heidelberg
Druck: Wörmann & Partner, Mannheim

Inhalt

Vorwort

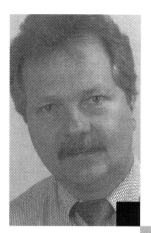

Prof. Dr. Gerd-Rüdiger
Burmester, Berlin

Durch die Entdeckung monoklonaler Antikörper sowie die Aufschlüsselung des Zytokin-Netzwerks mit der Charakterisierung der Mediatoren und ihrer Rezeptoren entstanden genaue Kenntnisse über die Bedeutung der Zytokine im Immunsystem. Jedoch war es lange Zeit schwierig, dieses Wissen in die tägliche Praxis umzusetzen – die Biotechnologie stand vor einer großen Herausforderung.

➤ *Die genauen Wirkmechanismen der Zytokine mussten erforscht und ihr Stellenwert bei rheumatischen, aber auch anderen immunmediierten Erkrankungen herausgefunden werden. Dieses war und ist nicht einfach, da es zahlreiche Mediatoren gibt, die bei diesen Erkrankungen beteiligt sind. Dazu gehören u. a. Zytokine, Chemokine, Wachstumsfaktoren und Mediatoren des so genannten „Innate-Immunsystems" sowie Defensine, die zum Teil einer komplexen Nomenklatur unterliegen.*

➤ *Ein wichtiger Botenstoff im Immunsystem ist der Tumornekrosefaktor (TNF)-α, der so bezeichnet wurde, da er in Gewebekulturen zum Absterben bestimmter Tumorzellen führte. Heute weiß man, dass dieser Begriff nicht korrekt ist, da TNF-α nicht eine Nekrose, sondern vielmehr eine Apoptose dieser Zellen bewirkt. Dies liegt an der janusköpfigen Funktion dieses Mediators, der einerseits zur Apoptose der Zellen, andererseits aber auch zur Aktivierung anderer Zellgruppen führt. Wie sich in Untersuchungen herausstellte, ist die wichtigste Funktion von TNF-α nicht das Abtöten der Tumorzellen, sondern TNF-α spielt eine entscheidende Rolle bei entzündlichen Vorgängen – insbesondere bei Interaktionen des Immunsystems, beispielsweise mit infektiösen Erregern, aber auch bei nicht primär infektiös ausgelösten immunmediierten Erkrankungen. Wie gezeigt wurde, ist dieser Faktor insbesondere bei der Kachexie von Versuchstieren von Bedeutung, woraus der alternative Begriff Kachektin resultierte, der sicherlich die Funktionen von TNF-α besser umschreibt. Leider konnte sich dieser Begriff international nicht durchsetzen, sodass der missverständliche Begriff „Tumornekrosefaktor-α" gebräuchlich ist.*

➤ *Zunächst wurde TNF-α als ein wesentlicher Faktor bei der häufig tödlich verlaufenden Sepsis sowohl beim Versuchstier als auch beim Menschen erkannt. Es lag nahe, therapeutische Prinzipien zu entwickeln, die diesen Botenstoff abfangen. Doch zeigten die entwickelten Biologika keinen positiven Effekt.*

➤ *Nachdem es den Londoner Wissenschaftlern Sir Ravinder Maini und Marc Feldmann vom Kennedy Institute gelang, TNF-α als einen wichtigen Mediator bei der rheumatoiden Synovitis zu charakterisieren, konnten biologische Medikamente zur Therapie der rheumatoiden Arthritis entwickelt werden.*

➤ *Eine Strategie war, ein Fusionsprotein aus dem löslichen TNF-Rezeptor und den schweren Ketten des Immunglobulins G zur Neutralisierung von TNF zu verwenden. Es mehrten sich die positiven Ergebnisse bei Patienten mit einer etablierten rheumatoiden Arthritis. Dann wurden bei Patienten mit früher rheumatoider Arthritis weitere Studien mit dem TNF-α-Rezeptor Etanercept durchgeführt. Sie zeigten klinische Erfolge und belegten, dass biologische Medikamente zu den Disease Modifying Antirheumatic Drugs (DMARDs) gerechnet werden können – auch bezüglich der Wirkung auf die radiologische Progression. Schon bald wurden diese Studien bei größeren Patientengruppen, aber auch bei Patienten mit anderen Indikationen durchgeführt, wobei insbesondere die juvenile idiopathische Arthritis zu nennen ist, die bei Kindern schwerwiegende Folgen haben kann.*

➤ *Trotz der Behandlungserfolge mit biologischen Medikamenten gilt es natürlich, besondere Aspekte bei ihrer Anwendung zu berücksichtigen. Zum einen sind diese Medikamente aufgrund ihres sehr aufwändigen Herstellungsprozesses weitaus teurer als herkömmliche Basistherapeutika. Zum anderen sind die Botenstoffe, die bei der Immuntherapie neutralisiert werden, in ein Netzwerk integriert, das auch zur Abwehr von Infektionen – insbesondere von intrazellulären Erregern – erforderlich ist. Deshalb müssen diese Situationen sorgfältig überwacht werden, und es sind spezielle Kenntnisse im Umgang mit Biologika erforderlich. Die Therapie rheumatischer Erkrankungen sollte in der Regel speziell ausgebildeten Ärzten – in Deutschland internistischen Rheumatologen – vorbehalten sein. Dies entspricht auch den internationalen Therapieempfehlungen.*

➤ *Die folgenden Kapitel geben eine Übersicht über den TNF-α-Rezeptor Etanercept. Der Wirkmechanismus wird erläutert und die unterschiedlichen Aspekte der Therapie bei der rheumatoiden Arthritis, aber auch bei weiteren Indikationen wie der juvenilen idiopathischen Arthritis, der Psoriasis-Arthritis, der Spondylitis ankylosans und der Plaque-Psoriasis werden dargestellt.*

Prof. Dr. Gerd-Rüdiger Burmester, Berlin

Wirkmechanismus von Etanercept

Jörn Kekow, Magdeburg

Der Tumornekrosefaktor (TNF)-α spielt eine komplexe Rolle in der Pathogenese der rheumatoiden Arthritis. Mithilfe rekombinanter DNA-Technologien wurde mit Etanercept ein humanidentisches TNF-Rezeptorfusionsprotein synthetisiert, das dieses Zytokin gezielt neutralisiert. Damit erschließen sich neue Dimensionen in der antirheumatischen Therapie.

Die Ätiologie der rheumatoiden Arthritis (RA) ist bislang nicht geklärt. Doch geht man heute davon aus, dass neben einer genetischen Prädisposition – gekennzeichnet durch die Assoziation mit HLA-DR4 und -DRB1 – Umweltfaktoren, vor allem Infektionen, von wesentlicher Bedeutung sind. Ein von den HLA-Molekülen präsentiertes, noch unbekanntes arthritogenes Antigen aktiviert dieser Hypothese zufolge CD4-positive T-Zellen, die ihrerseits Monozyten, Makrophagen und synoviale Fibroblasten zur massiven Produktion von Interleukin (IL) 1 und TNF-α aktivieren [1, 2]. Beide Zytokine sind entscheidend an der Initiierung und Chronifizierung der Entzündungsreaktionen bei der RA beteiligt. Insbeson-

Zielzelle	Biologische Wirkung
B-Lymphozyten	Antikörperbildung ↑
T-Lymphozyten	Interleukin 2 ↑, Interferon-γ ↑
ZNS	Fieber, Schlafstörung
Hepatozyten	C-reaktives Protein ↑
Adipozyten	Kachexie (Lipoproteinlipase ↓)
Fibroblasten	Diverse Zyotkine ↑, Matrixmetalloproteasen ↑, Prostaglandin E_2 ↑
Knorpel	Proteoglykanbilanz ↓
Knochen	Matrixabbau
Makrophagen	Tumornekrosefaktor ↑, Interleukin 1 ↑, Interleukin 6 ↑
Granulozyten	Proteasen ↑, Radikale ↑
Endothel	Diverse Zytokine ↑, Adhäsionsmoleküle ↑, Koagulationsfaktoren ↑

⇢ **Tabelle 1:** TNF-vermittelte Effekte (modifiziert nach [2])

dere TNF-α, der die Schaltstelle einer proinflammatorischen Zytokinkaskade besetzt, beeinflusst direkt oder indirekt Wachstum, Differenzierung und Stoffwechsel einer Vielzahl von Zelltypen. Entsprechend übt das aus 3 identischen Untereinheiten aufgebaute Protein pleiotrope Effekte aus (⇢ Tabelle 1):

- Es stimuliert die Freisetzung der entzündungsfördernden Zytokine IL 1, IL 6, IL 8 und des Granulocyte-Macrophage Colony Stimulating Factor (GM-CSF).
- Es regt Endothelzellen zur Expression von Adhäsionsmolekülen an und fördert so den Leukozyteneinstrom in entzündetes Gewebe.
- Unter seinem Einfluss synthetisieren synoviale Fibroblasten und Chondrozyten verstärkt knorpelzerstörende Matrixmetalloproteasen (MMP).
- Die Differenzierung von Osteoklasten und damit der Knochenabbau werden gefördert, u.a. durch vermehrte Receptor Activator of NFκB Ligand (RANKL)-Produktion.
- Durch vermehrte Neovaskularisierung wird die Pannusbildung erleichtert.

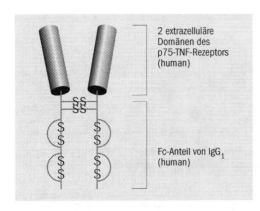

2 extrazelluläre
Domänen des
p75-TNF-Rezeptors
(human)

Fc-Anteil von IgG$_1$
(human)

⟶ Abbildung 1: Struktur von Etanercept
(modifiziert nach [2])

Lösliche Rezeptoren regulieren TNF-α-Aktivität ➤ Um biologisch wirksam zu sein, muss TNF-α an spezifische transmembrane Rezeptoren (TNFR) an den Zielzellen binden. Erst nach Gruppierung von 2 oder mehr TNFR wird eine intrazelluläre Signalkaskade ausgelöst, die letztlich in einer Modulation der Gentranskription resultiert [3].

Neben den transmembranen TNFR-Subtypen p75 und p55 sind lösliche p75- und p55-Rezeptoren vorhanden, die durch proteolytische Abspaltung der extrazellulären TNF-α-bindenden Domäne entstehen und als physiologische Gegenregulatoren die Aktivität des proinflammatorischen Zytokins steuern [1, 2]. Obwohl die löslichen TNFR bei RA-Patienten im Serum und in der Synovialflüssigkeit in stark erhöhter Konzentration nachgewiesen werden [4], kann im Verlauf der chronischen Gelenkentzündung der kontinuierlich gebildete Überschuss an TNF-α anscheinend nicht kompensiert werden [2]. Ebenfalls in erhöhter Menge nachweisbar ist das Zytokin in Gelenkflüssigkeit und Hautläsionen von Patienten mit Psoriasis-Arthritis und in der Synovialflüssigkeit von Kindern mit juveniler idiopathischer Arthritis (JIA) [5, 6]. Daher ist TNF-α vermutlich ein genereller Mediator für Gelenkentzündung und -zerstörung.

Es schien daher nur konsequent, lösliche rekombinante TNFR therapeutisch zur Unterstützung der physiologischen TNF-α-Hemmung einzusetzen. Allerdings besitzen die natürlichen Rezeptoren eine sehr kurze Plasmahalbwertszeit. Durch Komplexierung der löslichen Rezeptoren mit humanem Fc, dem proteolytisch gewonnenen Fragment von Immunglobulin G (IgG), lässt sich diese jedoch deutlich verlängern [2, 7].

Etanercept – ein TNF-Rezeptorfusionsprotein ➤ Diese Strategie der TNF-α-Blockade wurde in den 90er Jahren in Form des rekombinanten, humanidentischen Fusionsproteins Etanercept klinisch umgesetzt. Etanercept besteht aus 2 löslichen p75-Rezeptoren, die an den Fc-Anteil von humanem IgG gekoppelt wurden (⟶ Abbildung 1). Aufgrund dieser Komplexierung liegt die Plasmahalbwertszeit der Substanz etwa um das 5fache über der der monomeren löslichen TNFR [8]. Daneben weist Etanercept als dimeres Fusionsprotein eine hohe Bindungsaffinität für das Zytokin auf. Im Vergleich zu den physiologischen Rezeptoren ist die Neutralisierungskapazität des Fusionsproteins etwa um den Faktor 1.000 stärker. Die Bindung von TNF-α an Etanercept ist reversibel, findet aber schnell und wiederholt statt [9]. Vermutet wird, dass aufgrund dieses repetitiven Bindungsmodus stets ausreichend TNF-α für wirtseigene Abwehrreaktionen zur Verfügung steht und die Infektions- und Malignomgefahr somit nicht erhöht sind. Etanercept ist für rezeptortragende Zellen nicht zytotoxisch.

Die Effektivität von Etanercept wurde zunächst im Tiermodell der kollageninduzierten Arthritis belegt [10]: Bei prophylaktischer Gabe des TNF-α-Rezeptors entwickelten 28% der behandelten Versuchstiere im Vergleich zu 86% der Versuchstiere der Kontrollgruppe eine Arthritis. Wurde Etanercept nach Manifestation der Erkrankung über 14 Tage appliziert, so war der Schweregrad der Arthritis im Vergleich zur Kontrollgruppe ebenfalls deutlich gemildert. Anschließend zeigten auch Humanstudien eine Modulation der biologischen TNF-α-Effekte durch Etanercept: So führte Etanercept bei Patienten mit aktiver RA zu einer signifikanten Reduktion des IL-6-Plasmaspiegels und der Konzentration an den Matrixmetalloproteasen (MMP) 1 und MMP 3 [11, 12]. Eigene Untersuchungen in Vorbereitung eines RA-Therapiemonitoring-Chips konnten zeigen, dass es durch die TNF-α-Neutralisation sowohl zu einer komplexen Mitreaktion von über 2.000 Genen in mononukleären Zellen des Bluts als auch in Synovialzellen kommt. 45 Gene für Zytokine, Chemokine, Adhäsionsmoleküle, Apoptoseregulatoren und andere Entzündungsfaktoren weisen dabei enge etanerceptassoziierte Änderungen in ihrer Expression auf, die auf einen genetischen Hintergrund des Therapieansprechens hinweisen [13].

Klinische Relevanz der TNF-α-Blockade belegt ≫ Mittlerweile wurde Etanercept in mehreren plazebokontrollierten Studien bei therapierefraktären RA-Patienten als Monotherapie und in Kombination mit Methotrexat (MTX) und bei Patienten mit früher RA untersucht [14–17]. In diesen Studien konnten die Verbesserung der klinischen Symptomatik und der Lebensqualität und die Verzögerung der radiologisch diagnostizierten Gelenkprogression durch den TNF-α-Rezeptor belegt werden. Sie waren die Basis für die Zulassung der Substanz bei der RA und werden in den folgenden Kapiteln detailliert dargestellt. Weitere Studien zeigen die Effektivität von Etanercept bei der Psoriasis-Arthritis und der juvenilen idiopathischen Arthritis sowie der Spondylitis ankylosans und der Plaque-Psoriasis [18–21]. Auch bei diesen Indikationen ist der TNF-α-Rezeptor mittlerweile EU-weit zugelassen.

1 Choy EH, Panayi GS (2001) Cytokine pathways and joint inflammation in rheumatoid arthritis. N Engl J Med 344: 907–916
2 Culy CR et al. (2000) Etanercept: an updated review of its use in rheumatoid arthritis, psoriatic arthritis and juvenile rheumatoid arthritis. Drugs 62: 2493–2537
3 Murray KM, Dahl SL (1997) Recombinant human tumor necrosis factor receptor (p75) Fc fusion protein (TNFR: Fc) in rheumatoid arthritis. Ann Pharmacother 31: 1335–1338
4 Cope AP et al. (1992) Increased levels of soluble tumor necrosis factor receptors in the sera and synovial fluid of patients with rheumatic diseases. Arthritis Rheum 35: 1160–1169
5 Partsch G et al. (1997) Highly increased levels of tumor necrosis factor-alpha and other proinflammatory cytokines in psoriatic arthritis synovial fluid. J Rheumatol 24: 518–523
6 Eberhard BA et al. (1994) Local synthesis of both macrophage and T cell cytokines by synovial fluid cells from children with juvenile rheumatoid arthritis. Clin Exp Immunol 96: 260–266
7 Haak-Frendscho M et al. (1994) Inhibition of TNF by TNF receptor immunoadhesin: Comparison to an anti-TNF monoclonal antibody. J Immunol 152: 1347–1353
8 Jacobs CA et al. (1993) Pharmacokinetic parameters and biodistribution of soluble cytokine receptors. Int Rev Exp Pathol 34PtB: 123–135
9 Mohler KM et al. (1993) Soluble tumor necrosis factor (TNF) receptors are effective therapeutic agents in lethal endotoxemia and function simultaneously as both TNF carriers and TNF antagonists. J Immunol 151: 1548–1561
10 Wooley PH et al. (1993) Influence of a recombinant human soluble tumor necrosis factor receptor FC fusion protein on type II collagen-induced arthritis in mice. J Immunol 151: 6602–6607
11 Drynda S et al. (2002) Soluble tumour necrosis factor receptor treatment does not affect raised transforming growth factor beta levels in rheumatoid arthritis. Ann Rheum Dis 61: 254–256
12 Catrina AI et al. (2002) Anti-tumour necrosis factor (TNF)-alpha therapy (etanercept) down-regulates serum matrix metalloproteinase (MMP)-3 and MMP-1 in rheumatoid arthritis. Rheumatology (Oxford) 41: 484–489
13 Kekow J et al. (2002) Prediction of response to anti-TNF-alpha therapy using a gene microarray technique. Arthritis Rheum 46: S267
14 Moreland LW et al. (1999) Etanercept therapy in rheumatoid arthritis. A randomized, controlled trial. Ann Intern Med 130: 478–486
15 Weinblatt ME et al. (1999) A trial of etanercept, a recombinant tumor necrosis factor receptor: Fc fusion protein, in patients with rheumatoid arthritis receiving methotrexate. N Engl J Med 340: 253–259
16 Genovese MC et al. (2002) Etanercept versus methotrexate in patients with early rheumatoid arthritis: two-year radiographic and clinical outcomes. Arthritis Rheum 46: 1443–1450
17 Klareskog L et al. (2004) Therapeutic effect of the combination of etanercept and methotrexate compared with each treatment alone in patients with rheumatoid arthritis: double-blind randomised controlled trial. Lancet 363: 675–681
18 Mease PJ et al. (2004) Etanercept treatment of psoriatic arthritis: safety, efficacy, and effect on disease progression. Arthritis Rheum 50: 2264–2272
19 Lovell DJ et al. (2000) Etanercept in children with polyarticular juvenile rheumatoid arthritis. N Engl J Med 342: 763–769
20 Braun J, Sieper J (2004) Biological therapies in the spondyloarthritides – the current state. Rheumatology (Oxford) 43: 1072–1084
21 Leonardi CL et al. (2003) Etanercept as monotherapy in patients with psoriasis. N Engl J Med 349: 2014–2022

Etanercept bei rheumatoider Arthritis: Studienresultate und Langzeitergebnisse

Johann O. Schröder, Kiel

Mit dem Tumornekrosefaktor (TNF)-α-Rezeptor Etanercept steht seit einigen Jahren ein Therapieprinzip für Patienten mit rheumatoider Arthritis (RA) zur Verfügung, bei denen konventionelle Basistherapeutika versagt haben. Die Effektivität der neuen Substanz in dieser schwer zu behandelnden Patientengruppe wurde in mehreren kontrollierten Studien belegt. Mittlerweile dokumentieren auch die Ergebnisse von Langzeitbeobachtungen die Effektivität und Sicherheit des TNF-α-Rezeptors.

Obwohl die Prävalenz der rheumatoiden Arthritis nur bei 0,8 % bis 1 % liegt, ist diese chronisch entzündliche Autoimmunkrankheit von großer sozioökonomischer Bedeutung. Starke Schmerzen und die häufig progrediente Gelenkzerstörung resultieren in häufigen Arztbesuchen, zunehmender Behinderung sowie früher Berufsunfähigkeit der Patienten. Zur Verzögerung der Krankheitsprogredienz werden früh Basistherapeutika, in erster Linie Methotrexat (MTX), eingesetzt. Obwohl mit diesen Substanzen bei einem Teil der Patienten eine Reduktion der Entzündungsaktivität und begleitend eine Symptomlinderung erreicht wird, sind die Ergebnisse aufgrund der oft fortschreitenden Gelenkzerstörung und der schlechten Verträglichkeit insbesondere in der Langzeittherapie unbefriedigend.

TNF-α spielt als proinflammatorisches Zytokin eine Schlüsselrolle bei der Initiierung und Aufrechterhaltung von Entzündungsreaktionen im Gelenk. Diese Erkenntnis hat einen neuen Therapieansatz bei der RA ermöglicht: Etanercept, ein humanidentisches rekombinantes Fusionsprotein aus zwei Ketten des humanen TNF-Rezeptors p75 und dem Fc-Anteil von IgG, unterstützt die löslichen TNF-Rezeptoren in der Gelenkflüssigkeit. Diese physiologischen Gegenregulatoren der Entzündungsreaktion können den Überschuss von TNF-α bei RA-Patienten nicht kompensieren. Das theoretische Konzept der TNF-α-Blockade bei der RA wurde mittlerweile erfolgreich in die klinische Praxis umgesetzt. Das belegen kontrollierte Studien mit Etanercept bei Patienten, die jetzt bereits über einige Jahre therapiert und nachbeobachtet werden [1–3].

Etanercept-Monotherapie: Therapieresistenz überwinden ➢ In 2 randomisierten plazebokontrollierten Doppelblindstudien führte die Monotherapie mit Etanercept über 3 bzw. 6 Monate zu einer klinisch relevanten und rasch einsetzenden Reduktion der Entzündungsaktivität. An beiden Untersuchungen nahmen langjährig erkrankte Patienten mit aktiver RA teil, die auf Basistherapeutika nur ungenügend ansprachen. In der 3-monatigen Phase-II-Studie erhielten insgesamt 180 Patienten randomisiert subkutane Injektionen in einer Dosierung von 0,25 mg/m^{2}KO, 2 mg/m^{2}KO bzw. 16 mg/m^{2}KO Etanercept oder Plazebo 2-mal pro Woche [4]. Die 6-monatige Phase-III-Studie umfasste 234 Patienten, die randomisiert eine Therapie mit 10 mg bzw. 25 mg Etanercept s.c. 2-mal pro

Woche oder Plazebo erhielten [5]. Wichtigster Wirkparameter in diesen und weiteren Studien war eine verminderte Krankheitsaktivität nach den Kriterien des American College of Rheumatology (ACR) um 20% (ACR 20) bzw. 50% (ACR 50) [6]. In die ACR-Response gehen Gelenkstatus, Beurteilung von Schmerz, Gesamtzustand und Funktion durch Arzt und/oder Patient sowie C-reaktives Protein oder Blutkörperchensenkungsgeschwindigkeit als Akute-Phase-Werte ein.

Beide Studien zeigten eine eindeutige Dosis-Wirkungs-Beziehung von Etanercept mit stärkster Reduktion der Krankheitsaktivität in den höchsten Dosisgruppen. So erreichten in der Phase-III-Studie nach 3 Monaten 62% der mit 2-mal wöchentlich 25mg Etanercept behandelten Patienten eine ACR 20-Response. Unter Plazebo war die Responserate mit 23% signifikant niedriger (p < 0,001). Die Ansprechrate blieb auch nach 6 Monaten in der Etanercept-Gruppe mit 59% stabil, sank jedoch unter Plazebo auf 11% ab (→ Abbildung

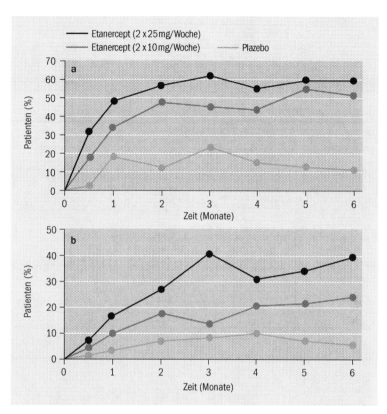

→ **Abbildung 1:** Monotherapie mit Etanercept – Anteil der Patienten, bei denen ein Ansprechen gemäß ACR-Kriterien erreicht wurde: a) ACR 20-Response, b) ACR 50-Response (modifiziert nach [5])

1). Eine Response nach ACR 50 und ACR 70 erreichten nach 6 Monaten 40% bzw. 15% der mit Etanercept behandelten Patienten (Plazebo: 5% bzw. 1%). Mit der symptomatischen Besserung durch die Etanercept-Therapie ging eine rasche und signifikante Besserung der Lebensqualität im Vergleich zu Plazebo einher (p < 0,05). Für die hohe Effektivität der Etanercept-Monotherapie spricht zudem die im Vergleich zu Plazebo signifikant geringere Häufigkeit an Studienabbrechern (15% versus 53%, p < 0,0001).

Kombinationstherapie: gute Wirkung bei besserer Verträglichkeit ≫ Das in anderen Bereichen der Medizin bewährte Prinzip der Kombinationstherapie mit Substanzen verschiedener Wirkklassen, das eine Steigerung der Effektivität bei Minimierung der Toxizität gestattet, wurde mittlerweile auch bei der RA erfolgreich umgesetzt. Häufigster Kombinationspartner ist MTX, heute das aufgrund seines vergleichsweise günstigen Nutzen-Risiko-Verhältnisses am breitesten eingesetzte Basistherapeutikum. Nachteilig sind jedoch der verzögerte Wirkeintritt nach mehreren Wochen und das oft nur partielle Ansprechen. Durch Kombination mit Etanercept, das auch nach Versagen einer oder mehrerer Basistherapien die Erkrankungsaktivität bei einem hohen Prozentsatz von Patienten schnell – teilweise bis in den Bereich einer Vollremission – reduzieren kann, hoffte man, die Therapieergebnisse zu optimieren.

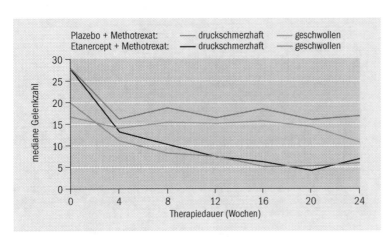

Abbildung 2: Kombinationstherapie mit Etanercept/MTX - stärkere Reduktion geschwollener und schmerzhafter Gelenke als unter Methotrexat-Monotherapie (modifiziert nach [7])

Die Validität des kombinierten Behandlungsansatzes belegt eine randomisierte Doppelblindstudie, in der die zusätzliche Etanercept-Applikation im Vergleich zur MTX-Monotherapie zu einer schnellen und ausgeprägten funktionellen Besserung führte [7]. Für die mehr als 24 Wochen dauernde Untersuchung wurden 89 RA-Patienten rekrutiert, die seit mindestens 6 Monaten MTX (im Mittel 18,3 mg/Woche) erhielten, aber dennoch eine persistierende Entzündung mit mindestens 6 geschwollenen und 6 druckschmerzhaften Gelenken aufwiesen. Alle Patienten hatten bereits erfolglos andere Basistherapeutika eingesetzt. Im Verhältnis 2:1 wurden die Teilnehmer randomisiert einer Therapie mit Etanercept (2-mal 25 mg/Woche) oder Plazebo zusätzlich zu MTX zugeteilt. Die gleichzeitige Einnahme von Kortikosteroiden und nicht steroidalen Antirheumatika (NSAR) war erlaubt.

Verbessertes Ansprechen unter MTX plus Etanercept ≫ Bereits nach der ersten Studienwoche zeigte sich ein Effekt der Etanercept/MTX-Kombination anhand einer höheren ACR 20-Response im Vergleich zur MTX-Monotherapie. Im weiteren Verlauf verbesserten sich die Therapieergebnisse unter der Kombination weiter: Nach 3 Monaten hatten 66% und nach 6 Monaten 71% der Patienten in der Kombinationsgruppe mit einer ACR 20 angesprochen. In der MTX/Plazebogruppe waren die Responseraten mit 33% bzw. 27% signifikant geringer (p = 0,003 bzw. p < 0,001). Ein großer Teil der Patienten profitierte mit einer stärkeren Reduktion der Krankheitsaktivität von der zusätzlichen Etanercept Applikation: Bei Studienende erfüllten 39% der Patienten die Kritieren der ACR 50-Response; 15% erreichten eine ACR 70-Response.

Bei Studienbeginn hatten die Patienten im Median 28 druckschmerzhafte und 18 geschwollene Gelenke. Nach 6-monatiger Therapie war die Zahl schmerzhafter Gelenke in der Etanercept/MTX-Gruppe bis auf 7, in der MTX/Plazebogruppe dagegen nur auf 17 gesunken (→ Abbildung 2). Die Zahl geschwollener Gelenke reduzierte sich unter der Kombinationstherapie auf 6, unter MTX-Monotherapie auf 11. Bei allen anderen Variablen der ACR-Kriterien ergaben sich ebenfalls übereinstimmend Vorteile zugunsten der Etanercept/MTX-Kombination. Auch in dieser Studie spiegelt sich die Effektivität von Etanercept in der Therapietreue wider: 97% der mit der Kombination behandelten Patienten beendeten die 6-monatige Studie, während 20% der Patienten die MTX-Monotherapie vorzeitig abbrachen.

Eine vergleichende Analyse von 4 Studien zu verschiedenen Kombinationsregimen mit MTX erlaubt die Schlussfolgerung, dass Etanercept in der Kombinationstherapie effektiv ist [8]: Danach müssen 2 Patienten zusätzlich zu MTX mit Etanercept behandelt werden, um eine Response nach ACR 20 zu erreichen. Unter dem monoklonalen TNF-α-Antikörper Infliximab und unter Ciclosporin A sind es jeweils 3 und unter Leflunomid 4 Patienten.

Anhaltend hohe Wirksamkeit in der Langzeittherapie ➤ Mehrere offene Erweiterungsstudien belegen die anhaltende Wirksamkeit von Etanercept sowohl in der Monotherapie als auch in der Kombinationstherapie mit MTX bei ursprünglich therapierefraktären Patienten. Langzeitdaten stammen aus einer Beobachtung von 2.054 Patienten mit früher oder fortgeschrittener RA, die an nordamerikanischen (n = 1.442) und europäischen Studien (n = 612) zur Etanercept-Monotherapie teilgenommen hatten [1]. Der Großteil der Patienten erhält Etanercept mittlerweile seit 2 bis 4 Jahren, 68 Patienten werden bereits seit 5 bis 6 Jahren behandelt (5.547 Patientenjahre). Darüber hinaus liefert eine noch laufende US-Langzeitstudie Daten zu 629 Patienten mit mäßiger bis schwerer RA, die an den nordamerikanischen Studien zur Etanercept-Monotherapie teilgenommen hatten [2]. Alle Patienten hatten auf mindestens ein Basistherapeutikum nicht angesprochen und erhalten mittlerweile seit bis zu 68 Monaten eine Etanercept-Monotherapie (1.950 Patientenjahre).

Beide Nachbeobachtungen sprechen für den langfristigen Erfolg der Etanercept-Behandlung. Die ACR20-Responserate blieb im gesamten Follow-up stabil in einem Bereich um 70% (➜ Abbildung 3). In beiden Studien wies etwa ein Viertel der Patienten keine druckschmerzhaften und keine geschwollenen Gelenke auf. Der Disability Score, eine Komponente des Health Assessment Questionnaires (HAQ), war bei 16% der Behandelten auf 0 gesunken. Darüber hinaus machte Etanercept oftmals eine begleitende Kortikosteroid-Therapie überflüssig: Ein Großteil der Patienten, die anfangs Steroide eingenommen hatten, konnte die Dosis reduzieren oder sie vollständig absetzen, ohne dass die RA exazerbierte. Im Langzeitverlauf brachen jeweils rund 10% der Patienten die Etanercept-Therapie aufgrund von Nebenwirkungen oder mangelnder Effektivität ab.

Kremer et al. beschreiben die Langzeiterfahrungen der Etanercept/MTX-Kombinationstherapie über einen Zeitraum von 54 Monaten [3]: 79 der 89 Patienten der doppelblinden Kombinationsstudie [7] beteiligten sich an der offenen Erweiterungsstudie, 64 Patienten werden weiterhin mit Etanercept behandelt. Nach 4-jähriger Therapie haben 74% der Patienten eine ACR 20-Response, 45% eine ACR 50-Response und 12% eine ACR70-Response erreicht, obwohl MTX bei 55% der Patienten in der Dosis reduziert oder abgesetzt wurde. Steroide konnten bei 69% der Behandelten völlig ausgeschlichen werden; bei weiteren 13% ließ sich die Dosis reduzieren (➜ Abbildung 4). Bei der letzten Untersuchung wiesen 28% der Pati-

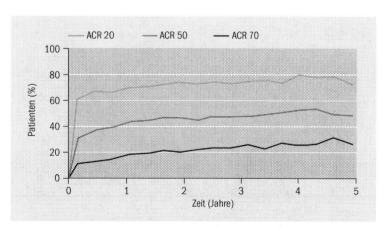

➜ **Abbildung 3:** Etanercept-Langzeittherapie – die Verbesserung der ACR-Responserate bleibt langfristig erhalten (modifiziert nach [2])

enten keine schmerzhaften und 20% keine geschwollenen Gelenke auf. Auch der Anteil der Patienten mit einem HAQ-Score von 0 blieb langfristig stabil bei 16%.

Höhere Remissionsrate durch Kombinationstherapie ➤ In den bisherigen Studien wurde Etanercept im Rahmen eines „Step-up-Ansatzes" zusätzlich zu MTX bei Patienten eingesetzt, deren Krankheitsaktivität durch das Basistherapeutikum nur ungenügend kontrolliert wurde. Wie die Ergebnisse der Studie TEMPO (Trial of Etanercept and Methotrexate with Radiographic Patient Outcomes) zeigen, ist die gleichzeitig begonnene Therapie mit Etanercept und Methotrexat klinisch und radiologisch effektiv [9]. Für die über 3 Jahre laufende plazebokontrollierte Doppelblindstudie wurden 682 Patienten mit fortgeschrittener RA rekrutiert, die auf wenigstens ein Basistherapeutikum – mit Ausnahme von MTX – nicht ausreichend angesprochen hatten. Knapp 60% der Patienten waren MTX-naiv; bei den übrigen lag die letzte MTX-Einnahme mindestens 6 Monate zurück. Die Patienten waren im Mittel seit 6 Jahren erkrankt, hatten über 30 schmerzhafte und über 20 geschwollene Gelenke und zeichneten sich durch eine hohe Krankheitsaktivität mit einem Disease Activity Score (DAS) von etwa 5,5 aus. Sie wurden randomisiert einer Monotherapie mit Etanercept (25 mg 2-mal/Woche; n = 223), einer hoch dosierten Monotherapie mit MTX (bis zu 20 mg/Woche; n = 228) oder der Kombination mit Etanercept/MTX (n = 231) zugeteilt. Damit ist TEMPO die erste RA-Studie zur TNF-α-Blockade mit dreiarmigem Design. Dieses wurde gewählt, um die klinische und radiologische Effektivität der Kombination im Vergleich zu den jeweiligen Monotherapien erfassen zu können.

Am Ende des ersten Studienjahres wurde für alle Wirkparameter eine Überlegenheit der Etanercept/MTX-Kombinationstherapie festgestellt. So erfüllten 85% der kombiniert behandelten Patienten die Kriterien der ACR 20-Response, während auf die Etanercept-Monotherapie 75,8% und auf die MTX-Monotherapie 75,0% der Patienten mit einer ACR 20 ansprachen. Die strengere Definition einer ACR 50-Response erfüllten 69,3% der mit der Kombination behandelten Patienten und damit signifikant mehr als im Etanercept-Arm (48,9%; p < 0,05) und im MTX-Arm (42,5%; p < 0,05). Ebenfalls signifikant zugunsten der Kombinationstherapie war der Unterschied bei der ACR 70-Reponserate (42,9% versus 23,8% versus 18,9%; p < 0,05).

Der initial hohe DAS fiel unter der Etanercept/MTX-Kombinationstherapie und

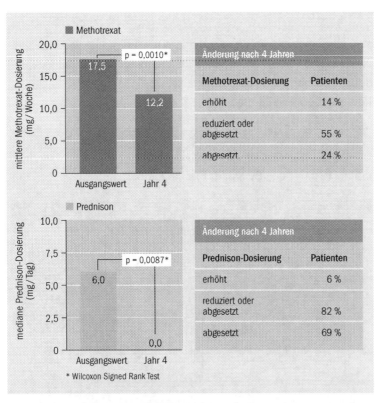

→ **Abbildung 4:** Bei einem hohen Anteil der Patienten können Methotrexat und Kortikosteroide unter der Langzeittherapie mit Etanercept ausgeschlichen bzw. abgesetzt werden (modifiziert nach [3])

der Etanercept-Monotherapie schnell, unter der MTX-Monotherapie dagegen verzögert ab. Nach 52 Wochen war der Wert mit median 2,3 im Kombinationsarm signifikant niedriger als unter Etanercept- bzw. MTX-Monotherapie (jeweils 3,0; p < 0,0001). Mit einem Anteil von 35% erfüllten auch signifikant mehr mit der Kombinationstherapie behandelte Patienten die Kriterien einer Remission (DAS < 1,6) im Vergleich zu 16% im Etanercept-Arm (p < 0,0001) und 13% im MTX-Arm (p < 0,0001).

Die klinischen Ergebnisse konnten nach 2-jährigem Follow-up bestätigt werden [10]. Nach 24 Monaten hatten 86,1% der kombiniert mit Etanercept/MTX behandelten Patienten mit einer ACR 20-, 71,0% mit

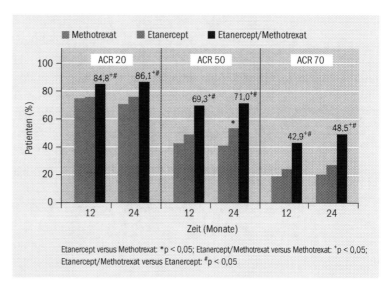

→ **Abbildung 5:** TEMPO-Studie – Response nach ACR 20, ACR 50 und ACR 70 nach 12- und 24-monatiger Therapie (modifiziert nach [9])

einer ACR 50- und 48,5% mit einer ACR 70-Response angesprochen (⇢ Abbildung 5). Der Anteil der Patienten in Remission (DAS < 1,6) stieg im 2. Studienjahr auf 40,7%.

Neben der klinischen Effektivität zeichnete sich die Kombinationstherapie mit Etanercept/MTX zudem durch eine stark verzögerte radiologische Progression aus, die mittels des Sharp-Gesamtscores erfasst wurde. Während der Sharp-Gesamtscore bei den mit MTX behandelten Teilnehmern nach 52 Wochen um median 2,80 Punkte gestiegen war, nahm der Score im Etanercept-Arm während dieser Zeit um einen Punktwert von 0,52 zu. Im Kombinationsarm sank er um 0,54 Punkte. Als ein wichtiges Ergebnis der TEMPO-Studie bewerten die Autoren die mit der Etanercept/MTX-Kombinationstherapie erreichte Abnahme des Sharp-Gesamtscores im Vergleich zum Ausgangswert, sodass von einer negativen Progression gesprochen werden kann. Dieses Ergebnis ist ein Hinweis dafür, dass eine Reparatur bereits eingetretener Gelenkschäden auf Gruppenniveau möglich ist.

Bislang günstiges Sicherheitsprofil ≫ Die bisher vorliegenden Daten sprechen für die gute Verträglichkeit der TNF-α-Blockade mit Etanercept. Als häufigste Nebenwirkung wurden in den kontrollierten Studien lokale Reaktionen an den Einstichstellen wie Rötung und Juckreiz registriert [4, 5, 7], die jedoch meistens leicht sind und bei wiederholter Applikation nachlassen. Bei Kombination von Etanercept mit MTX traten keine unerwarteten Nebenwirkungen auf. In der Kombinationstherapie ist daher die bekannte Toxizität des Basistherapeutikums zu beachten und entsprechend zu überwachen. Auch die primäre Kombinationstherapie mit Etanercept und MTX wird gut vertragen, wie die Daten der TEMPO-Studie demonstrieren [9].

Trotz der in den kontrollierten Studien geringen Nebenwirkungshäufigkeit unter Etanercept bei Patienten mit RA zeigen die mehrjährigen Erfahrungen bei verschiedenen

Indikationen und mit unterschiedlichen Präparaten, dass die TNF-α-Inhibition auch mit Risiken behaftet ist. Dies betrifft das Auftreten von Infektionen, die mögliche Entstehung von Malignomen, die eventuelle Begünstigung einer Herzinsuffizienz sowie die Induktion von Autoimmunphänomenen.

Innerhalb weniger Jahre nach der Zulassung der TNF-α-Blocker zeigte sich, dass deren Anwendung die Reaktivierung einer Tuberkulose begünstigt [11]. Obwohl verschiedene Betrachtungen dafür sprechen, dass dieses Problem vor allem bei TNF-α-Antikörpern auftritt [11, 12], kann derzeit das Risiko der Reaktivierung einer Tuberkulose auch unter einer TNF-α-Blockade mit Etanercept nicht völlig negiert werden. Entsprechend raten die US-amerikanischen Centers for Disease Control vor Beginn einer Therapie mit TNF-α-Blockern zu einem Tuberkulose-Screening bei jedem Patienten, bei dem eine solche Therapie erwogen wird [13].

Aufgrund der bekannten Malignominduktion durch verschiedene immunsuppressive Strategien wurden seit Einführung der TNF-α-Blocker die Berichte über die unter dieser Therapie aufgetretenen Malignome in verschiedenen Datenbanken gesammelt. In einer Studie wurde auf Basis der US-amerikanischen National Data Bank for Rheumatic Diseases (NDB) die Häufigkeit maligner Lymphome bei 18.572 Patienten, darunter 9.162 mit TNF-α-Blockern behandelte Patienten, untersucht [14]. Diese Arbeit dokumentiert eine standardisierte Inzidenz-Rate (SIR) von 2,9 für mit Biologika behandelte Patienten im Vergleich zu 1,9 in der gesamten Kohorte und 1,7 für Patienten, die nur MTX erhielten. Wie die Autoren betonen, kann angesichts der allgemein erhöhten Inzidenz von Lymphomen bei RA, des bevorzugten Einsatzes der TNF-α-Blocker bei Patienten mit schwerer RA und der letztlich geringen Unterschiede zwischen den Therapiegruppen eine erhöhte Inzidenz von Lymphomen derzeit weder bewiesen noch ausgeschlossen werden. Für den praktischen Einsatz von Etanercept bedeutet dies, den Patienten über die vorliegenden Daten zu einer solchen Therapie umfassend zu informieren.

Aus Studien über den therapeutischen Einsatz von TNF-α-Blockern bei Patienten mit Myokardinsuffizienz ging nicht nur ein fehlender positiver Nutzen dieser Therapie hervor, sondern es wurde auch eine erhöhte Rate für den kombinierten Endpunkt aus kardiovaskulärer Mortalität und Krankenhauseinweisungen beobachtet. Dies gilt in sehr geringem Maße für die 3-mal wöchentliche Applikation von 25 mg Etanercept und – stärker ausgeprägt – für hoch dosierte TNF-α-Antikörper. Entsprechend wurden Empfehlungen ausgesprochen, TNF-α-Blocker bei Patienten mit einer klinisch manifesten Herzinsuffizienz der Schweregrade NYHA III und NYHA IV oder bei eingeschränkter Ejektionsfraktion (Echokardiographie) nicht einzusetzen, und die Substanzen bei bislang nicht bekannter, neu manifestierter Herzinsuffizienz zumindest bis zur Abklärung der Herzinsuffizienz auszusetzen [15].

Immunologische Effekte ≫ Nicht neutralisierende Antikörper gegen Etanercept entwickeln sich bei weniger als 5 % der behandelten Patienten und haben keinen Einfluss auf den Therapieerfolg. Autoantikörper gegen nukleäre Antigene (ANA) und gegen Doppelstrang-DNA werden bei etwa 11 % bzw. 15 % der Patienten unter Etanercept gegenüber 5 % der Patienten in der Plazebogruppe beobachtet. Klinische Erscheinungen eines

Lupus erythematodes wurden bislang in einigen Fällen beobachtet. Es handelte sich überwiegend um Hauterscheinungen, die nach Beendigung der Therapie rückläufig waren [16]. Die Induktion von schweren Organbeteiligungen, beispielsweise einer Lupus-Nephritis, kann aber nicht sicher ausgeschlossen werden.

Etanercept: klinische Anwendung ≫ In Europa ist Etanercept zugelassen bei RA-Patienten, die auf andere Basistherapeutika – einschließlich MTX – ungenügend angesprochen haben. Die Deutsche Gesellschaft für Rheumatologie empfiehlt den Einsatz der Substanz bei Versagen von mindestens 2 konventionellen Basistherapeutika, darunter MTX, die in adäquater Dosierung und über mindestens 6 Monate verabreicht wurden. Tritt unter der Therapie eine akute Infektion auf, sollte Etanercept, wie andere TNF-α-Blocker auch, vorübergehend bis zur Remission der Infektion abgesetzt werden. Weitere Empfehlungen zur Anwendung dieser Substanzen bei der RA wurden von internationalen Rheumatologen-Gruppen erarbeitet [17].

1 **Moreland LW et al.** (2002) Global safety and efficacy of more than five years of Etanercept (Enbrel®) therapy in rheumatoid arthritis. Arthritis Rheum 46 (Suppl): S532, #1424

2 **Moreland LW et al.** (2002) Etanercept (Enbrel®) monotherapy for more than five years in patients with DMARD-refractory rheumatoid arthritis. Arthritis Rheum 46 (Suppl): S533, #1427

3 **Kremer JM et al.** (2002) Etanercept (Enbrel®) added to background methotrexate in rheumatoid arthritis: continued observations. Arthritis Rheum 46 (Suppl): S531, #1421

4 **Moreland LW et al.** (1997) Treatment of rheumatoid arthritis with a recombinant human tumor necrosis factor receptor (p75)-Fc fusion protein. N Engl J Med 337: 141–147

5 **Moreland LW et al.** (1999) Etanercept therapy in rheumatoid arthritis. A randomized, controlled trial. Ann Intern Med 130: 478–486

6 **Felson DT et al.** (1995) American College of Rheumatology. Preliminary definition of improvement in rheumatoid arthritis. Arthritis Rheum 38: 727–735

7 **Weinblatt ME et al.** (1999) A trial of etanercept, a recombinant tumor necrosis factor receptor: Fc fusion protein, in patients with rheumatoid arthritis receiving methotrexate. N Engl J Med 340: 253–259

8 **Hochberg MC et al.** (2001) "Stepping-up" from methotrexate: a systematic review of randomised placebo controlled trials in patients with rheumatoid arthritis with an incomplete response to methotrexate. Ann Rheum Dis 60 (Suppl 3): iii51–iii54

9 **Klareskog L et al.** (2004) Therapeutic effect of the combination of etanercept and methotrexate compared with each treatment alone in patients with rheumatoid arthritis: double-blind randomised controlled trial. Lancet 363: 675–681

10 **Klareskog L et al.** (2004) Clinical outcomes of a double-blind study of etanercept and methotrexate, alone and combined, in patients with active rheumatoid arthritis (TEMPO trial), year 2 results. Ann Rheum Dis 63 (Suppl 1): 58, # OP0003

11 **Keane J et al.** (2001) Tuberculosis associated with infliximab, a tumor necrosis factor alpha-neutralizing agent. N Engl J Med 345: 1098–1104

12 **Wallis RS et al.** (2004) Granulomatous infections due to tumor necrosis factor blockade: correction. Clin Infect Dis 39: 1254–1255

13 **Winthrop KL, Siegel JN** (2004) Tuberculosis cases associated with infliximab and etanercept. Clin Infect Dis 39: 1256–1257

14 **Wolfe F, Michaud K** (2004) Lymphoma in rheumatoid arthritis: the effect of methotrexate and anti-tumor necrosis factor therapy in 18,572 patients. Arthritis Rheum 50: 1740–1751

15 **Khanna D et al.** (2004) Anti-tumor necrosis factor alpha therapy and heart failure: what have we learned and where do we go from here? Arthritis Rheum 50: 1040–1050

16 **Carlson E, Rothfield N** (2003) Etanercept-induced lupus-like syndrome in a patient with rheumatoid arthritis. Arthritis Rheum 48: 1165–1166

17 **Furst DE et al.** (2003) Update consensus statement on biological agents for the treatment of rheumatoid arthritis and other immune mediated inflammatory diseases (May 2003). Ann Rheum Dis 62 (Suppl II): ii2–ii9

First-line-Therapie mit Etanercept bei früher rheumatoider Arthritis

Matthias Schneider, Düsseldorf

Erstmals wurde in der ERA (Early Rheumatoid Arthritis)-Studie mit Etanercept ein Tumornekrosefaktor (TNF)-α-Rezeptor bei DMARD-naiven Patienten mit früher rheumatoider Arthritis (RA) kontrolliert eingesetzt. Die Standarddosierung von 2-mal 25 mg pro Woche führte zu einer stärkeren Reduktion der Krankheitsaktivität als die ebenfalls effektive Methotrexat (MTX)-Therapie und war dem Basistherapeutikum auch bei der Verhinderung von Gelenkerosionen überlegen.

Die rheumatoide Arthritis gilt heute als häufigste, potenziell therapierbare Ursache für eine körperliche Behinderung in der westlichen Welt. Eine Chance zur Verbesserung der Langzeitprognose durch Verzögerung der sonst unausweichlichen Progression bietet sich vor allem bei früher therapeutischer Intervention [1]. Denn die RA verläuft rasch progredient: Mit sensiblen Techniken wie der Kernspintomographie sind bereits nach 4-monatiger Beschwerdedauer Knochenödeme und erste Erosionen darstellbar. Die Gelenkschäden nehmen schnell zu; bereits nach 2 Jahren sind bei mehr als 70% der Patienten radiologisch Erosionen nachweisbar.

Paradigmenwechsel in der antirheumatischen Therapie ➤ Diese Erkenntnisse führten in der Folge zu einem Paradigmenwechsel in der RA-Behandlung: Anstelle eines konservativen Ansatzes mit initialer Applikation nicht steroidaler Antirheumatika und erst spätem Einsatz von Basistherapeutika plädiert man seit Beginn der 90er Jahre für eine frühe krankheitsmodifizierende Therapie. Die Hypothese, dass ein solches Vorgehen Gelenkschäden und funktionelle Beeinträchtigung verhindern kann, wurde mittlerweile in Studien belegt [2, 3]. Nachteilig sind allerdings die noch zu geringe Anzahl von Respondern und das Toxizitätsprofil der Basistherapeutika. Diese Faktoren limitieren die Umsetzung der so genannten Frühtherapie.

Mit den Hemmstoffen des Tumornekrosefaktors-α steht mittlerweile eine weitere Option zur Verfügung, deren Effektivität bei therapierefraktärer RA in Studien belegt ist. Als proinflammatorisches Zytokin spielt TNF-α eine Schlüsselrolle bei Entzündungsreaktionen im Gelenk. Es wird von synovialen Makrophagen sezerniert und aktiviert Fibroblasten zur Freisetzung von knorpelschädigenden Metalloproteasen. Zudem stimuliert TNF-α Osteoklasten, die gemeinsam mit Fibroblasten gelenknahen Knochen zerstören. Die Neutralisation dieses bei RA-Patienten in hoher Konzentration in der Synovialflüssigkeit nachweisbaren Zytokins sollte daher neben der Suppression der Krankheitsaktivität und der Beschwerdelinderung auch in einem Aufhalten von Gelenkdestruktionen resultieren. Die erste Untersuchung, in der das Potenzial der TNF-α-Blockade bei früher RA geprüft wurde, war die ERA-Studie mit Etanercept, einem rekombinanten TNF-Rezeptor-Fusionsprotein [4].

ERA: erste Studie zur TNF-α-Blockade bei früher RA ≫ In die Phase-III-Studie wurden 632 Patienten mit früher RA (mediane Krankheitsdauer 12 Monate) aufgenommen, die bislang nicht mit MTX therapiert worden waren. Alle Patienten hatten ein hohes Risiko für eine rasch progrediente erosive RA: Sie hatten einen positiven Rheumafaktor-Nachweis oder 3 radiologisch belegte Erosionen in Hand- oder Fußgelenken, mindestens 10 geschwollene und 12 druckschmerzhafte Gelenke sowie erhöhte Akute-Phase-Werte. Das untersuchte Kollektiv entspricht in seiner Krankheitsaktivität der Patientenpopulation anderer Studien zur Therapie mit Biologika, weist aber weniger Gelenkschäden auf. Bei Erfüllung der genannten Einschlusskriterien erfolgte die Randomisierung zu einer Therapie mit Etanercept in der heute empfohlenen Dosierung von 25 mg s.c. 2-mal pro Woche (n = 207), 10 mg Etanercept s.c. 2-mal pro Woche (n = 208) oder MTX (n = 217), das ausgehend von einer Initialdosis von 7,5 mg wöchentlich innerhalb von 8 Wochen bis auf 20 mg pro Woche hochtitriert wurde. Die Patienten in der MTX-Gruppe waren etwas häufiger mit Disease Modifying Anti-Rheumatic Drugs (DMARDs) vorbehandelt (46 % versus 40 %), hatten tendenziell ein höheres C-reaktives Protein (CRP) (3,7 mg/dl versus 3,3 mg/dl) und einen höheren Sharp-Gesamtscore (7,5 versus 6,4) als die mit 2-mal 25 mg Etanercept pro Woche behandelten Patienten.

Die klinische Wirksamkeit wurde nach den Kriterien des American College of Rheumatology (ACR) bewertet [5]. Des Weiteren wurde die Gesamtresponse jedes Patienten (ACR-N) ermittelt. Sie errechnet sich aus der geringsten prozentualen Besserung im Vergleich zu den Ausgangswerten bei der Zahl geschwollener und schmerzhafter Gelenke und des Medians der übrigen ACR-Kriterien. Die Bewertung der Gelenkerosionen erfolgte mittels Sharp-Gesamtcore, der erosive Veränderungen und Gelenkspaltverschmälerungen über ein Punktesystem erfasst. Knöcherne Läsionen werden auf einer 6-Punkte-Skala, Gelenkspaltverschmälerungen auf einer 5-Punkte-Skala bewertet. Diese Scorewerte addieren sich zum Sharp-Gesamtscore.

Rasches klinisches Ansprechen unter Etanercept bei Patienten mit früher RA ≫ Etanercept führte zu einer schnellen Besserung, sodass bereits nach 2 Wochen ein deutliches Ansprechen zu erkennen war (➙ Abbildung 1). Die Gesamtresponse nach ACR-N war bei den mit 25 mg Etanercept behandelten Patienten nach 3, 6, 9 und 12 Monaten signifikant größer als in der MTX-Gruppe (p < 0,05). Der Anteil der Patienten, die mit einer ACR 20, ACR 50 und ACR 70 auf die Therapie mit 25 mg Etanercept ansprachen, war nur in den ersten 4 bis 6 Monaten signifikant höher als in der MTX-

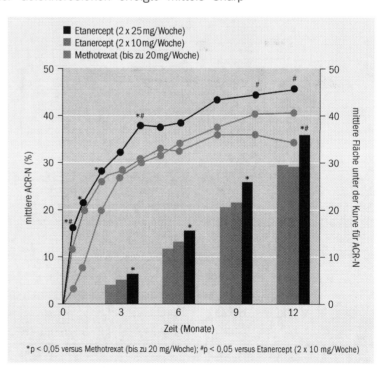

*p < 0,05 versus Methotrexat (bis zu 20 mg/Woche); #p < 0,05 versus Etanercept (2 x 10 mg/Woche)

➙ **Abbildung 1:** ERA-Studie – Gesamtresponse (ACR-N) bei Patienten mit früher RA auf eine Therapie mit 10 mg oder 25 mg Etanercept s.c. 2-mal pro Woche oder mit bis zu 20 mg Methotrexat pro Woche (modifiziert nach [4])

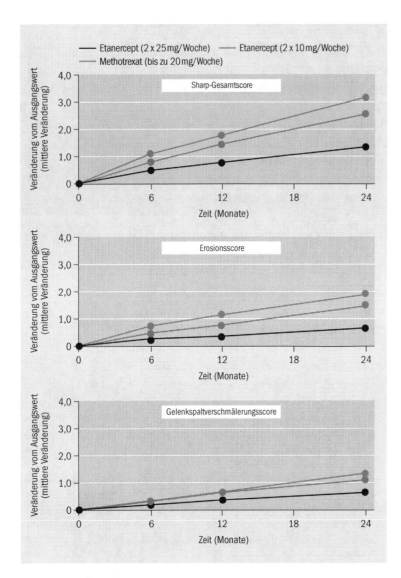

Abbildung 2: ERA-Studie – mittlere Veränderungen in den Scores für Erosionen und Gelenkspaltverschmälerung bzw. im Sharp-Gesamtscore nach 6-, 12- und 24-monatiger Therapie mit 2-mal 10 mg oder 2-mal 25 mg Etanercept s.c. pro Woche oder mit bis zu 20 mg Methotrexat pro Woche (modifiziert nach [6])

Gruppe (p < 0,05). Nach 1-jähriger Behandlung wiesen 72 % der Patienten der 25-mg-Gruppe und 65 % der mit MTX behandelten Patienten eine Response nach ACR 20 auf. Die Ansprechraten bei der niedrigeren Etanercept-Dosierung waren wie in den Studien bei therapierefraktären Patienten deutlich geringer als bei der 25-mg-Dosierung [4].

Zudem war die radiologische Progression unter Etanercept im Vergleich zur MTX-Gruppe verlangsamt. Die mittlere Zunahme im Erosionsscore war nach 6 und 12 Monaten bei den mit 25 mg Etanercept behandelten Patienten signifikant geringer als im MTX-Arm (p < 0,001 bzw. p < 0,002). Im Mittel nahm der Score innerhalb der ersten 6 Monate unter 25 mg Etanercept um 0,30 und unter MTX um 0,68 Einheiten, nach einem Jahr um 0,47 bzw. 1,03 Einheiten zu. Bei 72 % der mit 25 mg Etanercept im Vergleich zu 60 % der mit MTX behandelten Patienten stieg der Erosionsscore im Studienverlauf nicht an. Bei der Gelenkspaltverschmälerung zeigten sich kaum Unterschiede zwischen der Etanercept- und der MTX-Gruppe. Der Sharp-Gesamtscore spiegelt die Unterschiede im Erosionsscore wider: Der mittlere Gesamtscore war nach 6 Monaten unter Etanercept um 0,57, unter MTX um 1,06 Punkte angestiegen (p = 0,001). Nach 1-jähriger Therapie betrugen die jeweiligen Scorewerte 1,00 bzw. 1,59.

Langfristig anhaltende Wirksamkeit ≫ Am Ende der 1-jährigen Doppelblindphase wurde die Behandlung über 12 Monate offen fortgesetzt (→ Abbildung 2). 512 der anfänglich 632 Patienten erhielten weiterhin die Therapie, zu der sie initial randomisiert worden waren. In diesem Zeitraum verstärkte sich die Überlegenheit des TNF-α-Rezeptors [6]: Bis zum 24. Studienmonat hatten signifikant mehr der mit 25 mg Etanercept therapierten Patienten mit einer ACR 20 angesprochen als in der MTX-Gruppe (72 % versus 59 %, p = 0,005). Bei den Responseraten nach ACR 50 und ACR 70 zeigte sich lediglich ein numerischer Vorteil für Etanercept (49 % versus 42 % bzw. 29 % versus 24 %). Für die 10-mg-Dosierung von Etanercept wurden Ansprechraten von 61 % (ACR 20), 35 % (ACR 50) und 19 % (ACR 70) ermittelt.

Die radiologische Progression konnte durch Etanercept in höherer Dosierung im Vergleich zu MTX ebenfalls signifikant verzögert werden: Der Sharp-Gesamtscore im Etanercept-Arm war innerhalb von 2 Jahren im Mittel nur um 1,3 Punkte, im MTX-Arm um 3,2 Punkte angestiegen (p = 0,001). Die Änderungen im Erosionsscore betrugen unter Etanercept im Mittel 0,7, unter MTX 1,9 Einheiten (p = 0,001). Im Median blieben Sharp-Gesamtscore, Erosionsscore und der Score für Gelenkspaltverschmälerungen seit Therapiebeginn mit 2-mal 25 mg/Woche Etanercept stabil. Während in der MTX-Gruppe bei 51 % der Patienten keine Zunahme im Sharp-Gesamtscore und bei 58 % keine Änderung im Erosionsscore zu beobachten waren, lag dieser Anteil in der Etanercept-Gruppe mit 63 % bzw. 70 % signifikant höher (p = 0,017 bzw. p = 0,012). Auch Gelenkspaltverschmälerungen waren bei den mit Etanercept behandelten Patienten seltener als unter MTX (78 % versus 69 %, → Abbildung 3).

Nach 2 Jahren wurde allen in der Studie verbliebenen Patienten angeboten, in einer offenen Erweiterungsstudie mit 25 mg Etanercept s.c. 2-mal pro Woche behandelt zu werden. Bei Patienten, die ursprünglich 10 mg Etanercept s.c. 2-mal pro Woche erhalten hatten, wurde die Etanercept-Dosierung auf 25 mg s.c. 2-mal pro Woche erhöht. Patienten der MTX-Gruppe konnten den TNF-α-Rezeptor entweder zusätzlich oder anstelle des Basistherapeutikums einsetzen [7].

Verstärkter Effekt nach Umstellung auf Etanercept ≫ Alle Patienten profitierten von dem Therapiewechsel: Durch Erhöhung der Etanercept-Dosierung von 10 mg auf 25 mg s.c. 2-mal pro Woche konnte die Responserate nach ACR 20 von 70 % (bei 63 % der initialen Patienten) nach den ersten 2 Therapiejahren innerhalb der nächsten 12 Monate auf 81 % gesteigert werden. In der ehemaligen MTX-Gruppe stieg die Responserate nach ACR 20 von zunächst 48 % (bei 59 % der initialen Patienten) nach der Therapieumstellung auf 72 % ·an. Bei den kontinuierlich mit 25 mg Etanercept behandelten Patienten blieb die Wirksamkeit des TNF-α-Rezeptors mit einer ACR 20-Reponserate von 76 % langfristig erhalten.

Mittlerweile liegen 4-Jahres-Daten der ERA-Studie vor, die die anhaltende klinische und radiologische Effektivität von Etanercept bestätigen [8]. Die ACR20-Responserate blieb mit 79 % bei den kontinuierlich mit Etanercept und mit 69 % bei den ursprünglich mit MTX behandelten Patienten stabil. Rund die Hälfte aller nach 4 Jahren noch behandelten Patienten erreichte eine Response nach ACR 50, ein gutes Drittel der noch in der Studie verbliebenen Patienten eine Response nach ACR 70. Die radiologische Progression dieser Patienten

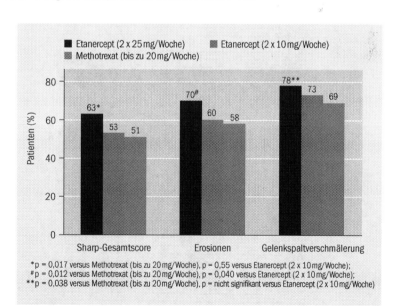

*p = 0,017 versus Methotrexat (bis zu 20 mg/Woche), p = 0,55 versus Etanercept (2 x 10 mg/Woche);
#p = 0,012 versus Methotrexat (bis zu 20 mg/Woche), p = 0,040 versus Etanercept (2 x 10 mg/Woche);
**p = 0,038 versus Methotrexat (bis zu 20 mg/Woche), p = nicht signifikant versus Etanercept (2 x 10 mg/Woche)

→ **Abbildung 3:** ERA-Studie, Ergebnisse nach 24 Monaten – Anteil der Patienten in jedem Therapiearm ohne radiologische Progression, ermittelt anhand des Sharp-Gesamtscores, des Erosionsscores und des Scores für Gelenkspaltverschmälerung (modifiziert nach [6]) verlangsamte sich unter kontinuierlicher Etanercept-Therapie während der gesamten Therapiedauer. Bei den ursprünglich mit MTX behandelten Patienten wurde durch Umstellung auf bzw. zusätzliche Applikation von Etanercept eine stärkere Verzögerung der Gelenkschäden im Vergleich zur vorherigen MTX-Therapie erreicht (→ Abbildung 4).

Verbesserte Funktionalität durch Etanercept ➤ MTX-naive Patienten mit früher RA profitieren von Etanercept auch mit einer Verbesserung der Funktionalität. Während der ersten 12 Monate der ERA-Studie erfuhren sowohl die mit 25 mg Etanercept als auch die mit MTX behandelten Patienten eine Verbesserung in der Behinderungs-Subskala des Health Assessment Questionnaire (HAQ), der von initial 1,4 bis 1,5 Einheiten um mindestens 0,5 Einheiten sank [6]. Im zweiten Jahr blieb der Anteil der Patienten mit einer Verbesserung unter Etanercept stabil. Der HAQ-Score veränderte sich auch im dritten Studienjahr positiv und sank unter der Etanercept-Langzeittherapie bis auf 0,7 Punkte [7].

Hinsichtlich der HAQ-Werte profitieren nicht vorbehandelte Patienten mit früher RA stärker von Etanercept als langjährig erkrankte RA-Patienten. Dies zeigt ein Vergleich von 207 MTX-naiven Patienten (Krankheitsdauer < 3 Jahre) und 714 im Mittel seit 12 Jahren erkrankten Patienten [9]. Fleischmann et al. berichten über eine rasche, innerhalb von 2 Wochen einsetzende Besserung des HAQ-Scores unter Etanercept, die bei Fortführung der Behandlung bis zu 5 Jahre anhält. Nach 4 Jahren wies nahezu ein Viertel der Patienten mit früher RA (23 %) einen HAQ-Score von 0 auf. Diese ausgeprägte Besserung wurde nur bei 14 % der langjährig erkrankten Patienten erreicht. Dieser Unterschied lässt sich vermutlich dadurch erklären, dass bei den Patienten mit früher RA der Einfluss der Gelenkschädigung auf die Funktionalität noch nicht so groß ist wie in späteren Stadien. Die Verminderung der Aktivität, die über die Schwellung zur Funktionseinschränkung führt, reicht dann zur Normalisierung der Funktionalität aus.

Etanercept wurde während der gesamten ERA-Studie gut vertragen. Wie auch die Daten vorheriger Studien belegen, waren Hautreaktionen an der Injektionsstelle die häufigste Nebenwirkung [10, 11]. Sie nahmen jedoch im Therapieverlauf an Häufigkeit und Schwere ab. Für die Sicherheit von Etanercept spricht auch die im Vergleich zu MTX niedrigere Abbruchrate in den ersten 2 Jahren der ERA-Studie: Während dieses Zeit-

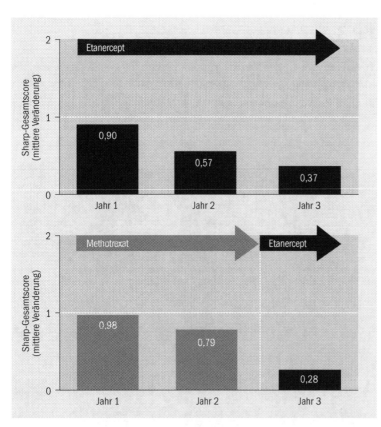

→ **Abbildung 4:** Anhaltende Verzögerung der radiologischen Progression unter Etanercept-Therapie und Wirkverstärkung nach Umstellen von Methotrexat auf Etanercept. Radiologische Auswertung nach 1, 2 und 3 Therapiejahren (modifiziert nach [7, 8])

raums setzten 12% der Patienten im MTX-Arm das Basistherapeutikum aufgrund von Nebenwirkungen ab. In den Etanercept-Gruppen lag der Anteil der Therapieabbrecher bei 5% (10 mg) bzw. 7% (25 mg). Schwere Infektionen waren insgesamt selten. Ihre Inzidenz stieg im 2. Studienjahr nicht an und war in den MTX- und Etanercept-Gruppen vergleichbar. Auch die langfristige Nachbeobachtung über mittlerweile bis zu 5 Jahren bestätigt die gute Sicherheit des TNF-α-Rezeptors: Die Nebenwirkungsrate im Verlauf der offenen Erweiterungsstudie blieb stabil auf dem Niveau der ersten 2 Studienjahre [8].

Ausblick ≫ In Deutschland wurde Etanercept bislang für RA-Patienten empfohlen, die auf andere Basistherapeutika nicht ausreichend angesprochen haben. Die positiven Daten der ERA-Studie, in der im Vergleich zu MTX unter Etanercept eine Verlangsamung der radiologischen Progression erreicht wurde, führten zu einer Zulassungserweiterung. Diese Studie belegt die Wirksamkeit beider Therapieformen in der Behandlung der frühen RA: Bei einer kalkulierten jährlichen radiologischen Progression von 5 Punkten im Erosionsscore ist der Unterschied zwischen MTX und Etanercept (s.c. 2-mal 25 mg pro Woche) in den ersten 6 Monaten auf den schnelleren Wirkungseintritt des TNF-α-Rezeptors zurückzuführen, nach 2 Jahren beträgt der Unterschied mit 0,21 Punkten nur 2,1% der zu erwartenden Änderung. Die Daten zeigen vor allem, dass eine frühzeitige Kontrolle der Krankheitsaktivität Gelenkschäden verhindern kann. Wird dieses Ziel in den ersten 6 Monaten durch Behandlung mit klassischen DMARDs nicht erreicht, ist sicher auch frühzeitig der Einsatz des TNF-α-Blockers zu erwägen.

Neue Therapiekonzepte sollten vor allem darauf ausgerichtet sein, den in der ERA-Studie dokumentierten Vorteil einer TNF-α-Blockade zu nutzen, nämlich ihre schnelle Effektivität. Um frühzeitig Remissionen zu erreichen, könnte die TNF-α-Blockade z.B. als Element einer Induktionstherapie genutzt werden.

1 **Deutsche Gesellschaft für Rheumatologie** (2005) Interdisziplinäre Leitlinie – Management der frühen rheumatoiden Arthritis. Springer-Verlag Berlin Heidelberg New York

2 **van der Heide A et al.** (1996) The effectiveness of early treatment with "second-line" antirheumatic drugs. A randomized, controlled trial. Ann Intern Med 124: 699–707

3 **Egsmose C et al.** (1995) Patients with rheumatoid arthritis benefit from early 2nd line therapy: 5 year follow up of a prospective double blind placebo controlled study. J Rheumatol 22: 2208–2213

4 **Bathon JM et al.** (2000) A comparison of etanercept and methotrexate in patients with early rheumatoid arthritis. N Engl J Med 343: 1586–1593

5 **Felson DT et al.** (1995) Amercian College of Rheumatology. Preliminary definition of improvement in rheumatoid arthritis. Arthritis Rheum 38: 727–735

6 **Genovese MC et al.** (2002) Etanercept versus methotrexate in patients with early rheumatoid arthritis: two-year radiographic and clinical outcomes. Arthritis Rheum 46: 1443–1450

7 **Genovese MC et al.** (2001) Etanercept (Enbrel®) in early erosive rheumatoid arthritis (ERA trial): Observations at 3 years. Arthritis Rheum 44 (9 Suppl): S78, # 151

8 **Genovese MC et al.** (2002) Etanercept (Enbrel®) in early erosive rheumatoid arthritis (ERA trial): Observations at 4 years. Arthritis Rheum 46 (9 Suppl): S 530, # 1419

9 **Fleischmann RM et al.** (2002) Patient-reported outcomes (PRO) in rheumatoid arthritis (RA) patients treated with etanercept (Enbrel®) for up to five years. Arthritis Rheum 44 (9 Suppl): S530–531, # 1420

10 **Weinblatt ME et al.** (1999) A trial of etanercept, a recombinant tumor necrosis factor receptor: Fc fusion protein, in patients with rheumatoid arthritis receiving methotrexate. N Engl J Med 340: 253–259

11 **Moreland LW et al.** (1999) Etanercept therapy in rheumatoid arthritis. A randomized, controlled trial. Ann Intern Med 130: 478–486

Etanercept: Wirksamkeit bei juveniler idiopathischer Arthritis

Gerd Horneff, Halle

Bei schweren Formen der juvenilen idiopathischen Arthritis war das therapeutische Arsenal mit wenigen zugelassenen und nachweislich wirksamen Substanzen limitiert. Oft musste sich der Arzt auf so genannte experimentelle Therapien verlassen. Mit dem Tumornekrosefaktor (TNF)-α-Rezeptor Etanercept besteht erstmals die Chance, den Krankheitsverlauf mit einem zugelassenen Medikament entscheidend zu beeinflussen.

Beschwerden am Bewegungsapparat bei Kindern und Jugendlichen sind mit einer Prävalenz von fast 20 % häufig. Gelenkentzündungen sind dagegen selten, werden in der Mehrzahl der Fälle nach Infektionserkrankungen beobachtet und bilden sich häufig innerhalb von Tagen oder Wochen ohne bleibende Gelenkschäden zurück. Sie können allerdings auch ein erster Hinweis für die Entwicklung einer chronischen rheumatischen Erkrankung sein und sollten deshalb diagnostisch sorgfältig abgeklärt werden. Häufigste rheumatische Erkrankung im Kindes- und Jugendalter ist die juvenile idiopathische Arthritis (JIA) – früher auch als juvenile chronische oder juvenile rheumatische Arthritis bezeichnet. Sie ist definiert als eine über mindestens 6 Wochen bestehende chronische Arthritis unbekannter Ursache bei einem Auftreten vor dem vollendeten 16. Lebensjahr. Sie betrifft nach 2 in Deutschland erstellten Bevölkerungsstudien jährlich 15 bzw. 20 pro 100.000 Kinder unter 16 Jahren [1]. Damit ist in Deutschland von mindestens 3.000 an aktiver JIA erkrankten Patienten auszugehen.

Bei der JIA handelt es sich um eine heterogene Gruppe von chronisch entzündlichen Gelenkerkrankungen: der frühkindlichen Oligoarthritis, der seronegativen und seropositiven Polyarthritis, der systemischen Arthritis, der juvenilen Psoriasis-Arthritis und der mit der Enthesitis assoziierten juvenilen Arthritis.

Problematisch: Pharmakotherapie pädiatrischer Patienten ≫ Aufgrund der oft jahrzehntelang persistierenden Erkrankungsaktivität mit rascher Ausbildung von Gelenkkontrakturen, Fehlstellungen, Gelenkdestruktionen, Mobilitätsverlust und Wachstumsretardierung sollte sofort nach Diagnosestellung eine Kombinationsbehandlung aus Pharmakotherapie und vielfältigen nicht medikamentösen Maßnahmen begonnen werden, um die Entzündung zu kontrollieren und die Progredienz der Erkrankung aufzuhalten (➜ Tabelle 1). Neben der Applikation nicht steroidaler Antirheumatika (NSAR) ist bei polyartikulärem und systemischem Verlauf in der Regel eine Basistherapie angezeigt und in das Gesamttherapiekonzept zu integrieren. Allerdings sind viele der häufig eingesetzten Basistherapeutika nicht für die Behandlung rheumatischer Erkrankungen bei pädiatrischen Patienten zugelassen. Dies betrifft Sulfasalazin, Ciclosporin A und Leflunomid – Substanzen, die demzufolge als so genannte experimentelle Therapien nur nach sorgfältiger Risiko-Nutzen-Abwägung und nach Aufklärung der Patienten bzw. ihrer Eltern eingesetzt werden dürfen. Goldverbindungen und Penicillamin haben zwar eine Zulassung zur Behandlung der polyartikulären JIA, doch fehlen kontrollierte klinische Studien mit Wirksamkeitsnachweis. Aufgrund der Toxizität wird vom Einsatz von Penicillamin abgeraten. Methotrexat ist als geprüft wirksam anzusehen und seit Januar 2004 auch für Kinder zugelassen.

Etanercept: einziger zugelassener TNF-α-Rezeptor bei JIA ≫ Während die Anwendung der meisten Antirheumatika bei der JIA auf empirischer Basis erfolgt, wurde der TNF-α-Rezeptor Etanercept Anfang 2000 in Deutschland nach Abschluss einer plazebokontrollierten Doppelblindstudie an pädiatrischen Patienten für die Therapie polyartikulärer JIA-Formen zugelassen [3]. Rationale für die Studie war der Befund, dass die TNF-α-Konzentration sowohl im Serum als auch in der Synovialflüssigkeit der JIA-Patienten erhöht ist und dass die Höhe des Spiegels mit der Erkrankungsaktivität korreliert [4, 5]. Damit scheint das Zytokin wie bei der rheumatoiden Arthritis (RA) des Erwachsenen eine wichtige Rolle bei der Gelenkentzündung zu spielen.

Für die bislang einzige kontrollierte Studie mit einem TNF-α-Rezeptor bei der JIA, durchgeführt von Lovell et al., wurden 69 Patienten im Alter von 4 bis 17 Jahren rekrutiert [3]. Die Patienten waren im Mittel seit 5,9 Jahren erkrankt und wiesen trotz Behandlung mit NSAR und MTX eine aktive polyartikuläre JIA mit mindestens 5 geschwollenen und 3 in ihrer Beweglichkeit eingeschränkten und schmerzhaften Gelenken auf. Basistherapeutika mussten vor Studienbeginn abgesetzt werden, eine Begleittherapie mit NSAR und Prednison (< 0,2 mg/kg KG/Tag) war jedoch erlaubt.

In der 2-phasigen Multizenterstudie erhielten zunächst alle Patienten Etanercept (0,4 mg/kg KG s.c. 2-mal pro Woche) über 3 Monate. Responder wurden anschließend entweder zu einer Weiterführung der Etanercept-Therapie oder zu Plazebo randomisiert. Das Ansprechen auf die Therapie wurde anhand von 6 Variablen erfasst:

Medikamentöse Therapie

NSAR (nicht steroidale Antirheumatika)
- Arylessigsäurederivate (Indometazin, Diclofenac)
- Arylpropionsäurederivate (Naproxen, Ibuprofen)

DMARDs (krankheitsmodifizierende Antirheumatika)
- Gold, Sulfasalazin, Chloroquin, Hydroxychloroquin
- Kortikosteroide (peroral, intraartikulär und als intravenöse Pulstherapie)
- Immunsuppressiva (Methotrexat, Azathioprin, Ciclosporin A, Leflunomid)
- Immunmodulatoren (Immunglobuline intravenös)
- Biologische Substanzen (Biologika: Antizytokine und Zytokinrezeptorantagonisten [TNF- und IL-1-Blocker])
- Transplantation autologer Stammzellen

Weitere therapeutische Maßnahmen

- Physiotherapie/Krankengymnastik/Ergotherapie
- Psychologische Intervention und Langzeitführung
- Medizinische Langzeitführung, Rehabilitation/Patientenschulung/Elternaufklärung
- Operativ-chirurgische Maßnahmen an Gelenken (Synovialektomie) und Sehnenscheiden

→ **Tabelle 1:** Komponenten in der Kombinationsbehandlung der juvenilen idiopathischen Arthritis (modifiziert nach [2])

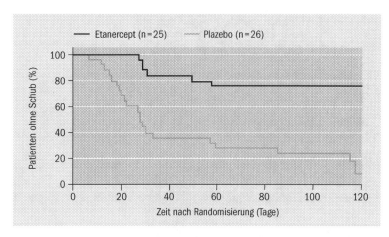

→ **Abbildung 1:** Zeit bis zum Auftreten eines neuen Schubs in der Etanercept- und in der Plazebogruppe (modifiziert nach [3])

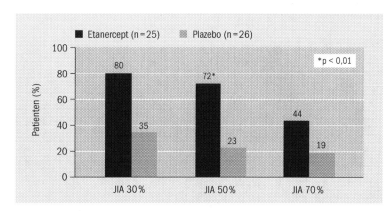

→ **Abbildung 2:** Ansprechraten nach Beendigung der Doppelblindphase in der Etanercept- und in der Plazebogruppe (modifiziert nach [3])

* globale Beurteilung des Krankheitsschweregrads durch den Arzt,
* globale Beurteilung des Gesamtbefindens durch den Patienten,
* Anzahl aktiver Gelenke,
* Anzahl funktionell eingeschränkter Gelenke,
* Blutkörperchensenkungsgeschwindigkeit (BSG) und
* Childhood Health Assessment Questionnaire (CHAQ).

Eine klinisch relevante Wirksamkeit war definiert als mindestens 30%ige Verbesserung in wenigstens 3 der 6 Variablen, ohne Verschlechterung um mehr als 30% in mehr als einer der 6 Variablen. Ein erneuter Krankheitsschub lag vor bei mehr als 30%iger Verschlechterung in 3 von 6 Parametern, mindestens 2 Gelenken mit Krankheitsaktivität und einer mindestens 30%igen Verbesserung in höchstens einem Parameter. Primärer Endpunkt war der Anteil der Patienten mit Exazerbationen am Ende der Doppelblindphase.

Neue Schübe effektiv verhindert ≻ Die 3-monatige offene Etanercept-Therapie führte bei 51 der 69 Patienten (74%) zu einer mindestens 30%igen Zustandsverbesserung. Meist war die Abnahme der Krankheitsaktivität stärker ausgeprägt: 44 Patienten (64%) verbesserten sich um 50%, 25 Patienten (36%) um 70%. In der Regel nahmen die Beschwerden – Gelenkschmerzen, Morgensteifigkeit und Müdigkeit – der Patienten bereits innerhalb von 2 Wochen unter der Therapie mit Etanercept deutlich ab. Auch die Parameter BSG und C-reaktives Protein (CRP) besserten sich.

Bei 25 der 51 Patienten mit Symptomreduktion wurde die Therapie mit dem TNF-α-Blocker anschließend weitergeführt, 26 wurden der Plazebogruppe zugeteilt. 18 Patienten wurden nicht in die Doppelblindphase aufgenommen, davon 12 aufgrund mangelnder Wirksamkeit. Im zweiten Studienteil zeigte sich schnell ein deutlicher Unterschied zwischen beiden Therapiearmen. Primärer Endpunkt war das Auftreten eines Krankheitsschubs. Mit 28% war die Häufigkeit von Exazerbationen in der Etanercept-Gruppe signifikant niedriger als mit 81% in der Plazebogruppe (p = 0,003). 13 der 25 mit Etanercept behandelten Patienten hatten bis Studienende keinen neuen Schub (→ Abbildung 1). Bei Auftreten eines Schubs hatte der Patient das Studienende erreicht und wurde in eine offene Anschlussstudie überführt. Falls er mit Plazebo behandelt wurde, wurde ihm beim ersten Eintreten einer Verschlechterung das aktive Medikament wieder zur Verfügung gestellt.

Die überwiegende Mehrheit der zu Etanercept randomisierten Patienten sprach kontinuierlich auf den TNF-α-Rezeptor an: Am Ende der 7-monatigen Studie hatten 80 % der mit Etanercept behandelten Patienten und 35 % der Patienten in der Kontrollgruppe mit einer mindestens 30 %igen Besserung in 3 der 6 Variablen angesprochen. Einen 50 %igen Rückgang der Krankheitsaktivität zeigten 72 % der mit Etanercept und 23 % der mit Plazebo behandelten Patienten. Eine Besserung um 70 % war unter Etanercept bei 44 %, unter Plazebo bei 19 % der Patienten zu beobachten (→ Abbildung 2).

Beim CHAQ als Maß für die Einschränkung der körperlichen Funktionen im täglichen Leben eines Patienten konnten bereits nach 2-wöchiger Etanercept-Therapie positive Ergebnisse verzeichnet werden. Am Ende der offenen Studienphase zeigte sich im gesamten Kollektiv eine Besserung um median 37 %. Im zweiten Studienteil wurde bei den Patienten der Verumgruppe eine weitere Besserung bis auf median 54 % registriert, während in der Plazebogruppe keine Veränderung gegenüber den Ausgangswerten festzustellen war. Zudem verschlechterten sich BSG und CRP-Wert bei den Kontrollpatienten in der Plazebophase im Vergleich zur Etanercept-Phase wieder.

Sicherheit und Verträglichkeit ≫ In der gesamten Studie erwies sich Etanercept als sicher und wurde gut vertragen. Im offenen Studienteil waren Injektionsreaktionen (39 %), Infektionen der oberen Atemwege (35 %) und Kopfschmerzen (20 %) die häufigsten Nebenwirkungen. In der plazebokontrollierten Phase war die Inzidenz unerwünschter Begleiterscheinungen in beiden Studiengruppen vergleichbar; Laboranomalien wurden unter Etanercept nicht registriert. Eine persistierende Erhöhung von Autoantikörperspiegeln und Hinweise auf die Entwicklung von Autoimmunerkrankungen ließen sich nicht feststellen. Nur bei 2 Patienten wurden nicht neutralisierende Antikörper gegen Etanercept nachgewiesen.

An den kontrollierten zweiten Studienteil schloss sich eine Erweiterungsphase an, in die 58 Patienten von 69 Patienten der ersten Studienphase aufgenommen und offen mit Etanercept behandelt wurden [6]. Auch im Langzeitverlauf nach 2-jähriger Therapie wurden anhaltend hohe Ansprechraten beobachtet (→ Abbildung 3): 81 % der Patienten sprachen mit einer 30 %igen, 79 % mit einer 50 %igen und 67 % mit einer 70 %igen Besserung der Krankheitsaktivität an. 5 von 7 Patienten, die während der initialen offenen Studienphase als Nonresponder klassifiziert worden waren, erfuhren in der offenen Erweiterungsstudie eine 30 %ige Besserung entsprechend den Responsekriterien. Nach 2-jähriger Etaner-

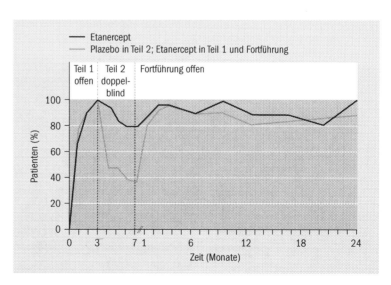

→ **Abbildung 3:** Ansprechraten (30 %) unter Etanercept bzw. Plazebo in den 3 Studienphasen (modifiziert nach [6])

Juvenile idiopathische Arthritis (JIA) Subtyp	Zahl	Ursachen des Therapieabbruchs			
	abgebrochen/ behandelt	Ineffektivität	Nebenwirkung	Remission	sonstiges
Systemische juvenile idiopathische Arthritis (JIA)	17/66 (26%)	14	2		1
Seronegative Polyarthritis	12/94 (13%)	4	1	5	2
Seropositive Polyarthritis	3/39 (8%)	1	1	1	
Oligoarthritis	9/64 (14%)	3	3	3	
Enthesitis	5/26 (19%)	1	3	1	
Psoriasis	4/17 (24%)		1	1	2
Unklassifizierte juvenile idiopathische Arthritis (JIA)	3/16 (19%)	2		1	
Andere Diagnosen	4/12 (33%)	2		2	
Gesamt	57/334	27	11	14	5

⟶ **Tabelle 2:** Therapieabbrüche je nach Art der juvenilen idiopathischen Arthritis und Grund des Abbruchs (modifiziert nach [9])

cept-Therapie wies etwa ein Viertel der Kinder und Jugendlichen keine aktiven, rund die Hälfte der Patienten keine bewegungseingeschränkten Gelenke und Schmerzen auf. Auch die Verträglichkeit in der Langzeittherapie war gut: Malignome, neue Autoimmunphänomene oder ein systemischer Lupus erythematodes wurden nicht dokumentiert.

Effektiver als bisherige Therapieansätze bei der JIA ➤ Darüber hinaus liegen weitere Therapieerfahrungen mit Etanercept bei der JIA aus offenen Studien vor, in denen der TNF-α-Rezeptor zusätzlich zu NSAR, systemischen Steroiden, MTX oder anderen Basistherapeutika verabreicht wurde. So berichten Kietz et al. über eine klinische Besserung mit einer Abnahme der Zahl geschwollener Gelenke um 49% und aktiver Gelenke um 48% [7]. Die Dauer der Morgensteifigkeit konnte auf < 10 min verkürzt werden. Die mittlerweile über 2 Jahre durchgeführte Etanercept-Therapie wurde gut vertragen. Den Autoren zufolge kann durch Etanercept eine tiefgreifendere Zustandsbesserung bei JIA-Patienten erreicht werden als durch die bisher verfügbaren Substanzen. Ihrer Ansicht nach besteht daher jetzt die realistische Aussicht auf eine Prävention von Gelenkschäden und einen tatsächlichen Stillstand der Erkrankung.

Im Anschluss an die EU-weite Zulassung von Etanercept bei der JIA erarbeitete die Kommission Pharmakotherapie der Arbeitsgemeinschaft Kinder- und Jugendrheumatologie Empfehlungen zur Therapie mit dem TNF-α-Rezeptor [8]. Voraussetzung für die Behandlung ist die gesicherte Diagnose einer aktiven JIA mit systemischem oder polyartikulärem Verlauf oder bei Übergang einer Oligoarthritis in eine Polyarthritis bei fehlendem Ansprechen auf eine 6-monatige Kombinationstherapie mit NSAR und MTX (mindestens 10 mg/m^2 KO) sowie einem weiteren Basistherapeutikum. Die Therapie sollte nur durch Ärzte eingeleitet und überwacht werden, die in der Kinder- und Jugendrheumatologie erfahren sind.

Positive Therapieerfahrungen im deutschen Langzeitregister ➤ Um Erfahrungen mit der neuen Substanz in der Behandlung pädiatrischer Patienten zu sammeln, hat die Arbeitsgemeinschaft Kinder- und Jugendrheumatologie außerdem ein Register zur Langzeitdokumentation der Etanercept-Therapie initiiert, in dem bundesweit möglichst alle mit Etanercept behandelten Kinder und Jugendlichen erfasst werden sollen. Bis 31. Oktober 2003 wurden 334 Patienten in das Register aufgenommen [9]. Nahezu alle Kinder und Jugendlichen waren bereits erfolglos mit einem Basistherapeutikum vorbehandelt. 69% hatten auf 2, 44% auf 3 und 18% auf 4 Basistherapeutika nicht angesprochen.

Die Registerdaten sprechen für die Effektivität von Etanercept bei der Verringerung der Krankheitsaktivität bei bislang therapierefraktären Patienten. Bereits nach dem ersten Behandlungsmonat wurden positive Veränderungen in der Zahl geschwollener und schmerzhafter Gelenke, Dauer der Morgensteifigkeit und in der globalen Beurteilung durch Arzt und Eltern beobachtet. Das Ausmaß der Verbesserung nimmt im ersten Jahr der Therapie zu und scheint dann unverändert hoch zu bleiben. Nach 6-monatiger Therapie war bei mehr als 90% der Patienten eine signifikante Verbesserung im CHAQ festzustellen ($p < 0{,}0001$).

Außerdem wurde das Ansprechen auf die Etanercept-Therapie anhand der bereits vorgestellten 6 Variablen quantifziert. Innerhalb des ersten Monats konnte bei zwei Drittel der Patienten eine mindestens 30%ige, bei 54% eine 50%ige und bei 30% eine 70%ige Zustandsverbesserung dokumentiert werden. Bis zum 6. Behandlungsmonat erhöhten sich die Responseraten auf 83% bzw. 72% bzw. 52%. Patienten mit systemischer JIA sprachen schlechter auf die Therapie an: Nach 6 Monaten erfüllten 56% der Patienten die Kriterien für eine 30%ige und 44% der Patienten für eine 50%ige Response. Bei Patienten mit nicht systemischer Erkrankung waren diese Quoten mit 88% bzw. 78% deutlich höher. Insgesamt 72 Patienten des Registers (26%) erreichten eine komplette klinische Remission, definiert als Morgensteifigkeit < 5 Minuten, Fehlen schmerzhafter und geschwollener Gelenke und normale Blutkörperchensenkungsgeschwindigkeit.

Eine begleitende Steroidtherapie konnte bei 50 von 199, MTX bei 25 von 235 Patienten abgesetzt werden. Insgesamt war die Kombinationstherapie mit Etanercept und MTX effektiver als eine alleinige Therapie mit Etanercept: Kombiniert behandelte Kinder und Jugendliche hatten häufiger keine schmerzhaften Gelenke (67% versus 42% nach 24 Monaten) und erreichten häufiger eine klinische komplette Remission (29% versus 14%).

Auch außerhalb klinischer Studien, d.h. unter Bedingungen des klinischen Alltags, ist Etanercept effektiv und gut verträglich. Insgesamt setzten nur 57 Patienten des Registers den TNF-α-Rezeptor ab, 27 davon aufgrund mangelnder Wirksamkeit (→ Tabelle 2). Die Therapieerfahrung erstreckt sich über 592 Patientenjahre, in denen 69 unerwünschte Ereignisse (bei 56 Patienten) berichtet wurden. Bei einem Patienten mit vorbestehendem Anfallsleiden traten unter Etanercept-Therapie zerebrale Demyelinisierungsherde auf. Auch ohne klinisch neurologisches Korrelat wurde die Therapie vorsichtshalber beendet. Opportunistische Infektionen oder Lupus ähnliche Reaktionen wurden bislang nicht dokumentiert.

1   Minden K et al. (2000) Epidemiologische Aspekte chronischer Arthritiden im Kindesalter. Der Bay Int 20: 453–458
2   Oppermann J et al. (2000) Behandlungstrategien bei juveniler chronischer Arthritis. Der Bay Int 20: 466–476
3   Lovell DJ et al. (2000) Etanercept in children with polyarticular juvenile rheumatoid arthritis. N Engl J Med 342:763–769
4   Eberhard BA et al. (1994) Local synthesis of both macrophage and T cell cytokines by synovial fluid cells from children with juvenile rheumatoid arthritis. Clin Exp Immunol 96: 260–266
5   Mangge H et al. (1995) Serum cytokines in juvenile rheumatoid arthritis. Correlation with conventional inflammation parameters and clinical subtypes. Arthritis Rheum 38: 211–220
6   Lovell DJ et al. (2003) Long-term efficacy and safety of etanercept in children with polyarticular-course juvenile rheumtoid arthritis: interim results from an ongoing multicenter, open-label, extended-treatment trial. Arthritis Rheum 48: 218–226
7   Kietz DA et al. (2002) Therapeutic use of etanercept in polyarticular course juvenile idiopathic arthritis over a two year period. Ann Rheum Dis 61: 171–173
8   Horneff G et al. (2000) Empfehlungen der Arbeitsgemeinschaft Kinder- und Jugendrheumatologie zur Therapie mit Etanercept. Z Rheumatol 59: 365–369
9   Horneff G et al. (2004) The German etanercept registry for treatment of juvenile idopathic arthritis. Ann Rheum Dis 63: 1638–1644

Einsatz von Etanercept bei der Psoriasis-Arthritis

Joachim P. Kaltwasser, Frankfurt am Main

Als proinflammatorisches Zytokin spielt der Tumornekrosefaktor (TNF)-α eine Schlüsselrolle in der Pathogenese der Psoriasis-Arthritis (PsA). Die Neutralisation des wichtigen Entzündungsmediators durch Etanercept bietet einen neuen therapeutischen Angriffspunkt bei dieser Erkrankung aus der Gruppe der Spondyloarthritiden. Eine ausgeprägte klinische Besserung bei geringer Nebenwirkungsinzidenz in zwei großen Studien spricht für ein ausgeprägt positives Potenzial des TNF-α-Rezeptors in der Therapie der Psoriasis-Arthritis.

Zwischen 5 % und 10 % der Patienten mit Psoriasis – bei Patienten mit schwerer Psoriasis bis zu 30 % – weisen neben ihrer Hauterkrankung gleichzeitig einen Gelenkbefall auf. Lange Zeit wurde die Psoriasis-Arthritis als relativ benigne verlaufende entzündliche Arthritis betrachtet, bis neuere Studien auf den bei einem Großteil der Patienten rasch progredienten Verlauf mit Entwicklung erheblicher Gelenkschäden aufmerksam machten [1].

Bei drei Viertel der PsA-Patienten gehen die charakteristischen erythematösen, mit weißen Schuppen bedeckten Hauteffloreszenzen den arthritischen Symptomen voraus. Bei 10 % bis 15 % der Patienten treten Haut- und Gelenkbeteiligung gleichzeitig auf; bei weiteren 10 % bis 15 % der Patienten geht der Gelenkbefall der Hautmanifestation z. T. um Jahre voraus. Die Erkrankung kann in jedem Lebensalter auftreten, beginnt jedoch typischerweise zwischen dem 30. und 55. Lebensjahr – in der Mehrzahl der Fälle mit einem meist asymmetrischen Befall peripherer Gelenke. Kennzeichnend für die PsA sind Strahlbefall, d. h. alle Gelenke eines Fingers oder einer Zehe sind betroffen, und Transversalbefall, d. h. Arthritis der Endgelenke mehrerer oder aller Finger. Es kann zu einer Weichteilschwellung einzelner Finger oder Zehen (Wurstfinger/-zehen, Daktylitis) kommen. Bei 30 % der Patienten ist das Achsenskelett betroffen. Die PsA ist als seronegative Spondyloarthritis definiert und gehört damit derselben Gruppe wie die Spondylitis ankylosans und z. B. der Morbus Reiter an. Da einzelne Patienten eine positive Rheumaserologie aufweisen, kann die Abgrenzung zur rheumatoiden Arthritis (RA), insbesondere bei Manifestation der Gelenksymptome vor den Hautläsionen, schwierig sein.

Bisherige Therapieergebnisse unbefriedigend ➤ Die Behandlung der PsA sollte idealerweise fachübergreifend von Dermatologen und Rheumatologen durchgeführt werden, wobei sich die antirheumatische Therapie bislang an den auch für die RA geltenden Prinzipien orientiert. Allerdings gibt es nur wenige Studien zu den bei schwereren arthritischen Symptomen benötigten Basistherapeutika. Sie machten jedoch deutlich, dass eine bei der RA wirksame Substanz nicht zwangsläufig auch bei der PsA gute therapeutische Ergebnisse zeigt. Laut einer Meta-analyse 12 randomisierter Studien ist eine Effektivität bei der PsA nur für Sulfasalazin und hoch dosiertes Methotrexat (MTX) gut belegt [2]. Für niedrig dosiertes MTX, Azathioprin und möglicherweise Colchicin liegen Hinweise für eine limitierte Wirksamkeit vor, die jedoch in Studien weiter zu sichern ist (→ Abbildung 1).

Aufgrund dieser unbefriedigenden Situation wurden mittlerweile neue Substanzen wie Leflunomid und Antagonisten des Tumornekrosefaktors (TNF)-α bei der PsA intensiv geprüft. Wie bei der RA kann TNF-α auch bei PsA-Patienten in erhöhter Konzentration in Synovialflüssigkeit und -membran und in den psoriatischen Hautläsionen nachgewiesen werden [3, 4]. Die Konzentration dieses Zytokins korreliert mit der Krankheitsaktivität und nimmt bei effektiver Behandlung ab.

Ausschaltung des proinflammatorischen TNF-α ≫ Eine Neutralisation der multiplen entzündlichen Mechanismen von TNF-α durch das lösliche rekombinante p75-TNF-Rezeptorfusionsprotein Etanercept führt bei RA-Patienten zu einer ausgeprägten Reduktion der Krankheitsaktivität und zu einer Verzögerung der Gelenkprogression [5, 6]. Aufgrund der Beteiligung von TNF-α bei Gelenkschäden im Gefolge einer PsA wurde Etanercept inzwischen in mehreren kontrollierten und offenen Studien bei dieser Spondyloarthritis untersucht.

Mease et al. initiierten eine doppelblinde Phase-II-Studie an 60 langjährig erkrankten Patienten mit aktiver PsA, d. h. mit mehr als je 3 schmerzhaften und geschwollenen Gelenken [7]. Sie wurden randomisiert einer Therapie mit 25 mg Etanercept s.c. 2-mal pro Woche oder Plazebo zugeteilt. Eine Begleittherapie mit

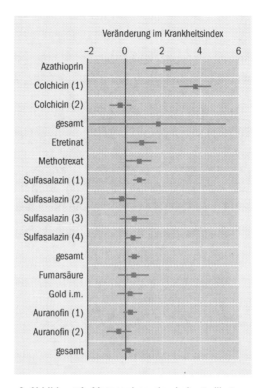

→ **Abbildung 1:** Metaanalyse plazebokontrollierter Therapiestudien bei PsA. Für jede Substanz sind die Studien in Abhängigkeit von der gepoolten Wirkstärke gelistet, nicht von der statistischen Signifikanz. Eine Veränderung des gepoolten Krankheitsindex um 1 Einheit entspricht etwa einer Verbesserung um 1 Standardabweichung in jeder der Indexkomponenten im Vergleich zu Plazebo. Einzelstudien mit Azathioprin, Colchicin, Etretinat und Sulfasalazin (1 von 4) erreichen statistische Signifikanz. Gleiches gilt für die gepoolten Ergebnisse mit Sulfasalazin (modifiziert nach [2])

Verbesserung in 2 der folgenden 4 Kriterien, darunter in jedem Fall Verbesserung druckschmerzhafter oder geschwollener Gelenke
• globale Beurteilung durch den Arzt (1 Einheit in der 5-stufigen Likert-Skala)
• globale Beurteilung durch den Patienten (1 Einheit in der 5-stufigen Likert-Skala)
• Score für druckschmerzhafte Gelenke (≥ 30%ige Verbesserung)
• Score für geschwollene Gelenke (≥ 30%ige Verbesserung)
keine Verschlechterung in einem der 4 Kriterien

→ **Tabelle 1:** Einzelkomponenten der Psoriatic Arthritis Reponse Criteria (modifiziert nach [8])

MTX, nicht steroidalen Antirheumatika (NSAR) und Prednison war erlaubt; andere Basistherapeutika wurden abgesetzt. Die Wirksamkeit wurde primär anhand der Psoriatic Arthritis Response Criteria (PsARC) ermittelt (→ Tabelle 1) [8]; sekundärer Wirkparameter war ein Ansprechen nach den Kriterien des American College of Rheumatology um 20% (ACR 20), 50% (ACR 50) und 70% (ACR 70). Eine Besserung der Psoriasis wurde mittels des Psoriasis Area and Severity Index (PASI) erfasst und zusätzlich durch Untersuchung prospektiv identifizierter Läsionen (Target lesion) bewertet.

Besserung der arthritischen Beschwerden und Hautläsionen ≫ Bereits nach 4-wöchiger Therapie hatten 77% der mit Etanercept behandelten Patienten nach PsARC angesprochen, signifikant mehr als in der Plazebogruppe (13%, p < 0,0001). Bis zur 12. Studienwoche stieg die Ansprechrate weiter bis auf 87% (Plazebo: 23%). Darüber hinaus zeigten 73% der Patienten eine Besserung nach ACR 20, 50% nach ACR 50 und 13% nach ACR 70 (Plazebo: 13% bzw. 3% bzw. 0%).

Zudem besserte sich der PASI-Score bei Patienten mit Hautbefall in der Etanercept-Gruppe um median 46,2%, bei Patienten der Plazebogruppe um 8,7%. Bei 5 Patienten (26%) führte der TNF-α-Rezeptor zu einer 75%igen Besserung im PASI (Plazebo: 0%); dies entspricht einer fast vollständigen Rückbildung des Hautbefalls (→ Abbildung 2).

Diese positiven Therapieergebnisse mit Etanercept konnten in einer großen doppelblinden Phase-III-Studie an 205 Patienten mit aktiver PsA bestätigt werden [9]. 101 Patienten wurden zu Etanercept (25 mg s.c. 2-mal pro Woche), 104 zu Plazebo randomisiert.

Nachdem alle Patienten die erste doppelblinde Studienphase über 24 Wochen abgeschlossen hatten, wurde die Studie anschließend als offene Erweiterung bis zur 48. Woche fortgesetzt. Die Patienten hatten mindestens 3 geschwollene und 3 schmerzhafte Gelenke und hatten auf NSAR unzureichend angesprochen. Einschluss- und Wirksamkeitskriterien dieser Studie entsprachen denen der Phase-II-Studie [7]. Die Endpunkte waren entsprechend denen in der Phase-II-Studie definiert [7]; zusätzlich wurde die radiologische Krankheitsprogression mithilfe des Sharp-Gesamtscores ermittelt.

Patienten im Etanercept-Arm sprachen bereits innerhalb der ersten 4 Wochen auf die Therapie an. Nach 12 Wochen hatten

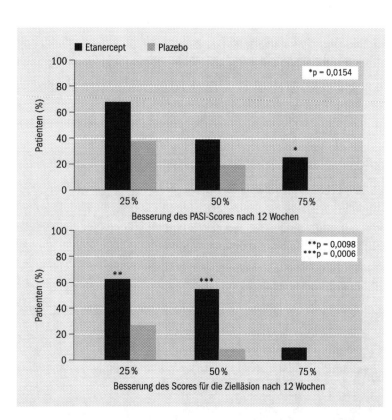

→ **Abbildung 2:** Prozentualer Anteil der Patienten mit einer Besserung in den PASI- und Zielläsions-Scores um mindestens 25%, 50% und 75% (modifiziert nach [7])

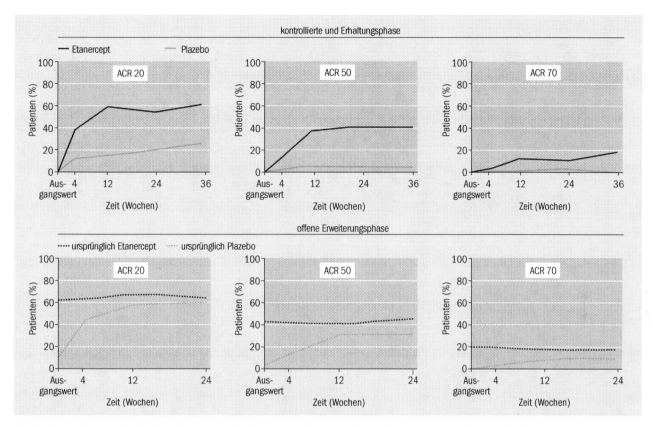

→ **Abbildung 3:** Phase-III-Studie – Response nach ACR 20, ACR 50 und ACR 70 während der kontrollierten und offenen Studienphase unter Etanercept bzw. Plazebo (modifiziert nach [9])

59% der mit Etanercept und 15% der mit Plazebo behandelten Patienten eine ACR 20-Response erreicht (p < 0,0001). Die Responseraten nach ACR 20, ACR 50 und ACR 70 waren während der gesamten Doppelblindphase in der Etanercept-Gruppe höher als im Plazeboarm (→ Abbildung 3). Ebenfalls deutliche Unterschiede ergaben sich bei der Beurteilung nach PsARC: Nach 12 und 24 Wochen erfüllten 72% bzw. 70% der mit Etanercept behandelten Patienten dieses Kriterium (Plazebo: 31% bzw. 23%). Etanercept bewirkte eine effektive Besserung aller arthritischen Parameter; auch die Zahl geschwollener bzw. schmerzhafter Gelenke ging zurück. Diese Effekte korrelierten mit einer ebenfalls signifikanten Reduktion der mittels Health Assessment Questionnaire erfassten Behinderung durch Etanercept um 54%, verglichen mit 6% unter Plazebo (p < 0,0001). Auch die Funktionalität – ermittelt durch den SF36 – besserte sich bei Patienten der Etanercept-Gruppe stärker als bei denen der Plazebo-Gruppe.

Wie in der Phase-II-Studie führte der TNF-α-Rezeptor in der Doppelblindphase dieser Untersuchung auch zu einer Rückbildung des Hautbefalls: Die prospektiv identifzierten Läsionen besserten sich unter aktiver Therapie um 35,6%, unter Plazebo um 10,8% (p < 0,001). 66 Patienten der Etanercept- und 62 Patienten der Plazebogruppe wiesen einen Hautbefall von mehr als 3% der Körperoberfläche auf und wurden mit dem PASI evaluiert. Es konnten signifikante Unterschiede zwischen beiden Therapiegruppen doku-

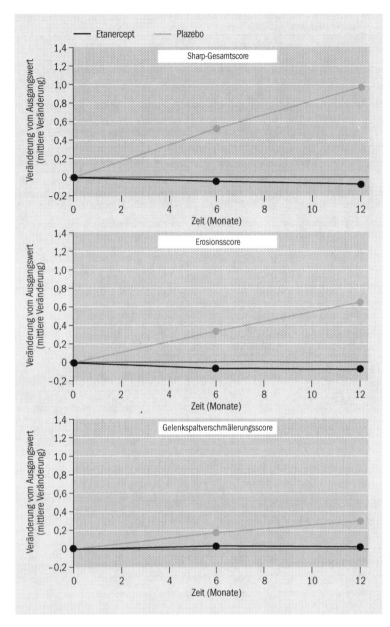

→ Abbildung 4: Phase-III-Studie – mittlere Raten der radiologischen Progression über 12 Monate unter Etanercept bzw. Plazebo (modifiziert nach [9])

mentiert werden: 47 % der mit Etanercept und 18 % der mit Plazebo behandelten Patienten erlebten eine 50 %ige Besserung im PASI (p < 0,001).

Kontinuierliche Besserung in der Langzeittherapie ➤ Auch in der Langzeittherapie zeigt Etanercept eine anhaltende Wirksamkeit, wie die offene Erweiterung der Phase-III-Studie über weitere 24 Wochen belegt [9]: Bei den von Beginn an mit Etanercept behandelten Patienten blieb die Response stabil oder besserte sich weiter. Bei ursprünglich mit Plazebo behandelten Patienten wurde nach Umstellung auf die aktive Therapie ebenfalls eine vergleichbar ausgeprägte klinische Besserung erreicht (➜ Abbildung 3). Für den langfristigen Effekt von Etanercept bei der PsA spricht auch die offene Erweiterung der 12-wöchigen Phase-II-Studie über weitere 6 Monate, in der ebenfalls eine Besserung von Gelenk- und Hautbefall dokumentiert wurde [10].

Verzögerung der Gelenkprogression ➤ In der Phase-III-Studie führte Etanercept zudem – ähnlich wie bei der RA [11, 12] – zu einer Verzögerung der radiologischen Progression. Während Gelenkerosionen bei den Patienten im Plazeboarm zunahmen, wie der Anstieg des Sharp-Gesamtscores um median 1,00 Einheiten innerhalb von 12 Monaten dokumentiert, nahm der Score bei den mit Etanercept behandelten Patienten im Median um 0,03 Einheiten ab (p = 0,0001). Bei getrennter Auswertung der Scores für Gelenkerosionen und Gelenkspaltverschmälerungen waren die Ergebnisse vergleichbar (➜ Abbildung 4). Dabei ist zu berücksichtigen, dass mit Etanercept behandelte Patienten initial stärkere radiologische Läsionen hatten als mit Plazebo behandelte Patienten und daher vermutlich auch ein höheres Progressionsrisiko besaßen. Das Aufhalten der Gelenkprogression durch den TNF-α-Rezeptor ist den Autoren zufolge für die Langzeitprognose bei der PsA von großer Bedeutung.

Der TNF-α-Rezeptor wurde in beiden Studien gut toleriert [7, 9, 10]. Die Inzidenz unerwünschter Begleiterscheinungen und schwerer Infektionen war in den Verumgruppen vergleichbar mit der in der Plazebogruppe. Lediglich Reaktionen an der Injektionsstelle traten unter Etanercept erwartungsgemäß häufiger auf als bei den Kontrollen.

Neben diesen kontrollierten Studien sprechen auch die Ergebnisse mehrerer kleinerer Untersuchungen mit z. T. therapierefraktären Patienten für die Wirksamkeit von Etanercept bei PsA [13, 14]. Eine Besserung von arthritischen Beschwerden und Hautläsionen wurde sowohl nach Absetzen der bisherigen Medikation und Umstellung auf Etanercept als auch bei zusätzlicher Applikation des TNF-α-Rezeptors zu Basistherapeutika erreicht.

Auf der Basis der beiden kontrollierten Phase-II- und -III-Studien wurde Etanercept im Dezember 2002 von der europäischen Zulassungsbehörde EMEA als erster TNF-α-Blocker für die Behandlung der PsA zugelassen. Indiziert ist die Therapie bei Erwachsenen mit aktiver und progressiver PsA, die auf eine vorherige Basistherapie nicht ausreichend angesprochen haben. Die Dosis beträgt wie bei der RA 25 mg s.c. 2-mal pro Woche.

Angesichts der bislang unzureichenden und schlecht dokumentierten Therapieergebnisse bei der PsA mit den bisher verfügbaren Substanzen können die mit Etanercept erreichten Resultate als viel versprechend gewertet werden. Wünschenswert sind weitere Studien unter Einbeziehung radiologischer Kriterien, um die Langzeitprognose von PsA-Patienten unter TNF-α-Blockade auch hinsichtlich radiologischer Kriterien präzisieren zu können.

1   Gladman DD et al. (1990) Longitudinal study of clinical and radiological progression in psoriatic arthritis. J Rheumatol 17: 809–812

2   Jones G et al. (1997) Psoriatic arthritis: a quantitative overview of therapeutic options. The Psoriatic Arthritis Meta-Analysis Study Group. Br J Rheumatol 36: 95–99

3   Partsch G et al. (1997) Highly increased levels of tumor necrosis factor-alpha and other proinflammatory cytokines in psoriatic arthritis synovial fluid. J Rheumatol 24: 518–523

4   Ettehadi P et al. (1994) Elevated tumour necrosis factor-alpha (TNF-alpha) biological activity in psoriatic skin lesions. Clin Exp Immunol 96: 146–151

5   Moreland LW et al. (1999) Etanercept therapy in rheumatoid arthritis. A randomized, controlled trial. Ann Intern Med 130: 478 486

6   Bathon JM et al. (2000) A comparison of etanercept and methotrexate in patients with early rheumatoid arthritis. N Engl J Med 343: 1586–1593

7   Mease PJ et al. (2000) Etanercept in the treatment of psoriatic arthritis and psoriasis: a randomised trial. Lancet 356: 385–390

8   Clegg DO et al. (1996) Comparison of sulfasalazine and placebo in the treatment of psoriatic arthritis. A Department of Veterans Affair Cooperative Study. Arthritis Rheum 39: 2013–2020

9   Mease PJ et al. (2004) Etanercept treatment of psoriatic arthritis: safety, efficacy and effect on disease progression. Arthritis Rheum 50: 2264–2272

10 Mease PJ et al. (2000) Enbrel® (etanercept) in patients with psoriatic arthritis and psoriasis. Arthritis Rheum 43 (9 Suppl): S403, # 2019

11 Klareskog L et al. (2004) Therapeutic effect of the combination of etanercept and methotrexate compared with each treatment alone in patients with rheumatoid arthritis: double-blind randomised controlled trial. Lancet 363: 675–681

12 Bathon JM et al. (2000) A comparison of etanercept and methotrexate in patients with early rheumatoid arthritis. N Engl J Med 343: 1586–1593

13 Cuellar ML et al. (2000) Efficacy of etanercept in refractory psoriatic arthritis (PsA). Arthritis Rheum 43 (9 Suppl): S106, # 235

14 Iyer S et al. (2002) Etanercept for severe psoriasis and psoriatic arthritis: observations on combination therapy. Br J Dermatol 146: 118–121

Spondylitis ankylosans als neue Indikation für Etanercept

Joachim Sieper, Berlin

Die Blockade des Tumornekrosefaktors (TNF)-α durch Etanercept ist bei der rheumatoiden Arthritis (RA) mittlerweile eine etablierte Behandlungsform, die Eingang in die Therapieempfehlungen gefunden hat. Wie die Ergebnisse von 4 plazebokontrollierten Studien bei insgesamt 431 Patienten mit Spondylitis ankylosans (SpA) belegen, zeigt die Etanercept-Therapie im Vergleich zur Plazebotherapie eine gute Wirksamkeit.

Mit dem wachsenden Verständnis von Ätiologie und Pathogenese chronischer Autoimmunerkrankungen wurde deutlich, dass TNF-α nicht nur bei der rheumatoiden Arthritis des Erwachsenen und der juvenilen idiopathischen Arthritis (JIA), sondern auch bei seronegativen Spondyloarthritiden wie Spondylitis ankylosans und Psoriasis-Arthritis (PsA) als Entzündungsmediator von Bedeutung ist. Die Blockade des proinflammatorischen Zytokins durch das humane rekombinante TNF-Rezeptorfusionsprotein Etanercept hat sich bei der PsA bereits bewährt: 2 kontrollierte Studien lieferten positive Ergebnisse zur Sicherheit und Wirksamkeit der Substanz, die daraufhin Ende 2002 EU-weit für diese Indikation zugelassen wurde [1, 2].

Etanercept bei Spondylitis ankylosans ➤ Erste Erfahrungen mit dem TNF-α-Rezeptor wurden in einer offenen Pilotstudie an 10 SpA-Patienten gesammelt, die gleichzeitig eine periphere Arthritis aufwiesen und auf Basistherapeutika nicht ansprachen [3]. Etanercept wurde über 6 Monate in Standarddosierung (25 mg s.c. 2-mal pro Woche) verabreicht; 3 Patienten erhielten gleichzeitig Methotrexat (MTX). Die Therapie führte bei den 6 Patienten, die die Studie beendeten, zu einer ausgeprägten klinischen Besserung mit deutlicher Schmerzlinderung. Kernspintomographisch konnte zudem eine Rückbildung der Ödeme im Bereich der Sakroiliakalgelenke belegt werden

Manifestation	Studienbeginn Ausgangswert (Anzahl Gelenk- lokalisationen)	Woche 24 völlige Rückbildung	Verbesserung	keine Veränderung	neue Läsion
Sakroiliakalgelenke	15	6 (40 %)	3 (20 %)	6 (40 %)	0
Wirbelsäule	22	17 (77 %)	5 (23 %)	0	0
periphere Gelenke	7	4 (57 %)	3 (43 %)	0	0
gesamt	44	27 (61 %)	11 (25 %)	6 (14 %)	0
		38 (86 %)			

➔ **Tabelle 1:** Pilotstudie mit Etanercept bei Spondylitis ankylosans – kernspintomographische Ergebnisse an verschiedenen Gelenklokalisationen vor und nach Etanercept-Therapie (modifiziert nach [3])

(→ Tabelle 1). Auch Gewebeschwellungen im Bereich der Sehnenansätze bildeten sich zurück.

Inzwischen liegen Resultate einer kontrollierten Phase-II-Studie bei 40 langjährig erkrankten Patienten vor, die trotz Therapie eine aktive SpA aufwiesen [4]. Jeweils 20 Patienten wurden randomisiert über 4 Monate mit Etanercept (25 mg 2-mal pro Woche s.c.) oder Plazebo behandelt. Eine Komedikation mit nicht steroidalen Antirheumatika (NSAR) und Basistherapeutika war erlaubt. Primärer Endpunkt war eine mindestens 20 %ige Besserung in mindestens 3 der 5 Variablen

* Dauer der Morgensteifigkeit,
* nächtlicher Wirbelsäulenschmerz,
* Bath Ankylosing Spondylitis Functional Index (BASFI),
* globale Beurteilung durch den Patienten und
* Zahl der geschwollenen Gelenke.

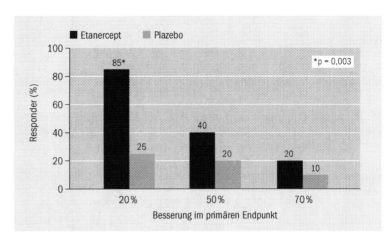

→ **Abbildung 1:** Phase-II-Studie mit Etanercept bei Spondylitis ankylosans – höhere Responseraten unter Etanercept im Vergleich zu Plazebo (modifiziert nach [4])

Etanercept führte schnell zu einer klinischen Besserung, sodass sich bereits nach 4 Wochen ein signifikanter Unterschied in der Responserate zwischen Verum- und Plazebogruppe zeigte (p < 0,05). Nach 4-monatiger Therapie hatten 85 % der mit Etanercept, aber nur 25 % der mit Plazebo behandelten Patienten mit einer mindestens 20 %igen Besserung im primären Endpunkt angesprochen (p = 0,003). Auch bei Anlegen strengerer Kriterien, d. h. bei mindestens 50 %iger bzw. 70 %iger Besserung, war die Responserate unter Etanercept doppelt so hoch wie in der Plazebogruppe (→ Abbildung 1). Eine signifikante Überlegenheit des TNF-α-Rezeptors war zudem bei allen Einzelparametern des kombinierten Endpunkts festzustellen.

Etanercept langfristig wirksam und gut verträglich ≫ Nach Beendigung der 4-monatigen Doppelblindphase beteiligten sich je 19 Patienten der Etanercept- und Plazebogruppe an der Erweiterungsstudie, in der Etanercept offen über 6 Monate appliziert wurde. Zuvor mit Plazebo behandelte Patienten profitierten von der Umstellung auf den TNF-α-Rezeptor mit einer raschen symptomatischen Besserung. In der ehemaligen Etanercept-Gruppe blieb der Therapieeffekt bei Weiterführung der Behandlung langfristig erhalten [4]: 94 % der kontinuierlich mit Etanercept behandelten und 89 % der zuvor mit Plazebo behandelten Patienten sprachen mit einer mindestens 20 %igen Besserung des primären Endpunkts an. Basistherapeutika, NSAR und Opioide konnten bei 40 % bis 60 % der Patienten abgesetzt oder in der Dosis reduziert werden. Darüber hinaus zeigten sich bei der mittels SF36 erfassten Lebensqualität in nahezu allen Domänen signifikante Verbesserungen zugunsten von Etanercept (p < 0,05) [4].

→ **Tabelle 2:** Kriterien der Assessment in Ankylosing Spondylitis (ASAS) Working Group für Besserung und Remission bei Spondylitis ankylosans (modifiziert nach [9])

Ebenfalls positive Daten lieferte eine deutsche Multizenterstudie bei 30 Patienten mit aktiver SpA, die randomisiert einer 6-wöchigen Etanercept-Therapie oder Plazebo zugeteilt wurden [5]. Nach Abschluss dieser Studienphase wurden auch die Patienten der Plazebogruppe auf den TNF-α-Rezeptor umgestellt. Alle Patienten wurden 12 Wochen mit Etanercept therapiert und danach über mindestens 24 Wochen nachbeobachtet.

In den ersten 6 Wochen wurde in der Verumgruppe bei 57% der Patienten und in der Plazebogruppe bei 6% der Patienten eine mindestens 50%ige Abnahme im BASDAI (Bath Ankylosing Spondylitis Disease Activitiy Index) ermittelt. Erst nach Umstellung von Plazebo auf den TNF-α-Rezeptor stieg der Anteil der Responder auch in diesem Arm auf 56% an. Im Mittel sank der BASDAI in der Etanercept-Gruppe von initial 6,5 innerhalb von 6 Wochen auf 3,5, blieb unter Plazebo dagegen konstant. Schmerzen, körperliche Funktion, Mobilität und Lebensqualität besserten sich ebenfalls nur unter Etanercept, nicht unter Plazebo. Im Mittel 6 Wochen nach Absetzen des TNF-α-Rezeptors hatten nahezu alle Patienten ein Rezidiv. Auf die erneute Applikation von Etanercept sprachen die Patienten jedoch wiederum gut an. Um eine anhaltende Suppression der Entzündungsaktivität zu erreichen, muss die Substanz demnach kontinuierlich verabreicht werden, folgern die Autoren. Mittlerweile liegen auch Langzeitdaten dieser Studie vor [6]: 88% der Patienten wurden erfolgreich über 12, 80% der Patienten über 24 Monate mit dem TNF-α-Rezeptor behandelt.

Übereinstimmende Ergebnisse mehrerer Studien ≫ Die bislang umfangreichsten Erfahrungen mit Etanercept bei der SpA wurden in einer internationalen Phase-III-Studie an 277 Patienten dokumentiert [7], die die modifizierten New-York-Kriterien für eine SpA erfüllten [8]. Bei Aufnahme in die Studie hatten alle Patienten eine aktive Erkrankung, die definiert ist als ein Score von > 30 mm bei der Morgensteifigkeit und als ein Score von > 30 mm bei 2 von 3 Parametern (globale Beurteilung der Krankheitsaktivität durch den Patienten, Rückenschmerzen, BASFI). 138 Patienten erhielten den TNF-α-Rezeptor in Standarddosierung, 139 Patienten Plazebo über 24 Wochen. Primärer Endpunkt war ein 20%iges Ansprechen nach den Kriterien der Assessment in

Ankylosing Spondylitis (ASAS) Working Group (ASAS 20; → Tabelle 2) [9]. Sekundäre Endpunkte waren eine Response nach ASAS 50 und ASAS 70 und der Anteil der Patienten in partieller Remission.

Die Therapie mit Etanercept führte zu einer stark ausgeprägten und schnellen Besserung. Ein erster Behandlungseffekt war bereits nach 2 Wochen feststellbar. Nach 12 Wochen hatten 59 % der Patienten in der Verumgruppe mit einer Response nach ASAS 20 als primärem Endpunkt auf Etanercept angesprochen; in der Plazebogruppe erfüllten 28 % der Patienten dieses Kriterium (p < 0,0001). Der Anteil respondierender Patienten blieb bis Studienende mit 57 % in der Etanercept- und mit 22 % in der Plazebogruppe konstant. Ähnliche Unterschiede zwischen Verum- und Plazeboarm ergaben sich auch für die ASAS 50- und die ASAS 70-Response, für die ab der 2. Studienwoche signifikante Unterschiede zwischen beiden Armen dokumentiert wurden (p < 0,01; → Abbildung 2). 17 % der mit Etanercept im Vergleich zu 4 % der mit Plazebo behandelten Patienten kamen in eine partielle Remission. Auch bei allen Einzelparametern des ASAS 20 – globale Beurteilung durch den Patienten, Schmerzen, BASFI und Entzündungswerte – ergaben sich deutliche Vorteile zugunsten von Etanercept. Darüber hinaus hatten die Patienten unter Etanercept eine signifikant gebesserte Wirbelsäulenbeweglichkeit (p < 0,04; → Abbildung 3). Ein Vorteil für Etanercept zeigte sich in den verschiedenen Subgruppen unabhängig von einer vorausgegangenen Therapie mit NSAR oder Steroiden und unabhängig von einer Komedikation mit Basistherapeutika.

Bestätigt werden diese Ergebnisse durch eine europäische Multizenterstudie an 84 SpA-Patienten [10]. Durch Etanercept konnte eine rasch einsetzende und im Vergleich zu Plazebo deutlich stärkere Besserung der Krankheitsaktivität – ermittelt anhand der ASAS 20-Responsekriterien – beobachtet werden (60 % versus 23,1 %). Die überlegene Wirkung des TNF-α-Rezeptors im Vergleich zu Plazebo zeigte sich darüber hinaus im BASFI- und BASDAI-Score sowie bei Fatigue- und Entzündungsparametern.

In allen SpA-Studien stellte sich der TNF-α-Rezeptor als langfristig gut verträglich heraus. Unerwartete oder schwere

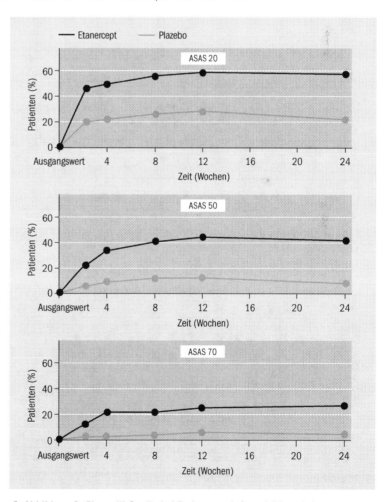

→ **Abbildung 2:** Phase-III-Studie bei Patienten mit Spondylitis ankylosans – höhere Ansprechraten nach ASAS 20, ASAS 50 und ASAS 70 unter Etanercept im Vergleich zu Plazebo (modifiziert nach [7])

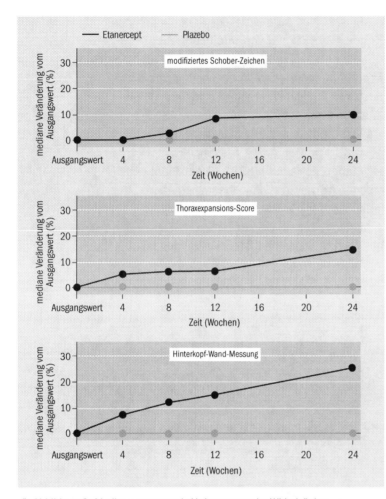

Abbildung 3: Mediane prozentuale Verbesserung der Wirbelsäulen-

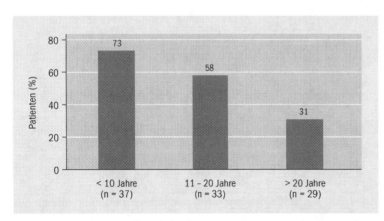

Abbildung 4: Beziehung zwischen Krankheitsdauer und prozentualem Anteil der Patienten, die nach 12 Wochen mit einer BASDAI 50-Response ansprachen. Patienten mit kurzer Krankheitsdauer (< 10 Jahre) hatten eine signifikant höhere Wahrscheinlichkeit einer Response als länger erkrankte Patienten (p = 0,003) (modifiziert nach [11])

Infektionen wurden unter der Etanercept-Behandlung nicht dokumentiert.

Prädiktoren für ein Ansprechen auf die TNF-α-Blockade ≫ Rudwaleit et al. haben kürzlich Prädiktoren für ein Ansprechen auf eine Therapie mit TNF-α-Blockern identifizieren können [11]. Laut dieser Analyse von 2 Studien mit insgesamt 99 Patienten erfahren insbesondere SpA-Patienten mit kurzer Krankheitsdauer, in jüngerem Alter und mit niedrigerem BASFI eine ausgeprägte klinische Besserung (BASDAI 50) unter einer solchen Behandlung (⇢ Abbildung 4). Auch ein stark erhöhter Spiegel an C-reaktivem Protein und ein hoher initialer BASDAI (> 5) können demnach als Prädiktoren für einen Nutzen der TNF-α-Blockade herangezogen werden. Vermutlich ist bei erst kurz erkrankten Patienten von einer noch hohen Entzündungsaktivität auszugehen, die durch die TNF-α-Blockade kontrolliert werden kann. Dagegen liegen bei langer Krankheitsdauer bereits schwere strukturelle Veränderungen vor. Obwohl langjährig erkrankte Patienten nur in 30 % bis 40 % der Fälle auf einen TNF-α-Blocker ansprechen, sollte die Entscheidung zur TNF-α-blockierenden Therapie individuell für jeden Patienten auf der Basis des ASAS International Consensus Statement getroffen werden [12].

Erste positive Erfahrungen auch bei pädiatrischen SpA-Patienten ≫ Auch bei pädiatrischen SpA-Patienten verbessert eine Therapie mit Etanercept die klinischen Symptome. Reiff et al. berichteten über ihre Erfahrungen an 8 Kindern und Jugendlichen (mittleres Alter 15,9 Jahre) mit lang andauernder Synovitis, erhöhter Blutkörperchensenkungsgeschwindigkeit und z.T. bereits radiologisch nachweisbaren Veränderungen, die über 24 Monate mit Etanercept (0,2 mg/kg KG 2-mal pro Woche – 0,8 mg/kg KG 2-mal pro Woche) behandelt wurden [13]; die Hälfte der Patienten erhielt gleichzeitig MTX. Eine Besserung von Morgensteifigkeit, aktiven Gelenken und Anämie zeigte sich bereits innerhalb von 2 Monaten nach Therapiebeginn. Nach einem Jahr hatten sich die pathologischen Befunde nahezu vollständig normalisiert.

1   **Mease PJ et al.** (2000) Etanercept in the treatment of psoriatic arthritis and psoriasis: a randomised trial. Lancet 356: 385–390
2   **Mease PJ et al.** (2004) Etanercept treatment of psoriatic arthritis: safety, efficacy and effect on disease progression. Arthritis Rheum 50: 2264–2272
3   **Marzo-Ortega H et al.** (2001) Efficacy of etanercept in the treatment of the entheseal pathology in resistant spondylarthropathy: a clinical and magnetic resonance imaging study. Arthritis Rheum 44: 2112–2117
4   **Gorman JD et al.** (2002) Treatment of ankylosing spondylitis by inhibition of tumor necrosis factor alpha. N Engl J Med 346: 1349–1356
5   **Brandt J et al.** (2003) Six-month results of a double-blind, placebo-controlled trial of etanercept treatment in patients with active ankylosing spondylitis. Arthritis Rheum 48: 1667–1675
6   **Brandt J et al.** (2005) Long-term efficacy and safety of etanercept after readministration in patients with active ankylosing spondylitis. Rheumatology (Oxford): 342–348
7   **Davis JC et al.** (2003) Recombinant human tumor necrosis factor receptor (etanercept) for treating ankylosing spondylitis. Arthritis Rheum 48: 3230–3236
8   **van der Linden S et al.** (1984) Evaluation of diagnostic criteria for ankylosing spondylitis. A proposal for modification of the New York Criteria. Arthritis Rheum 27: 361–366
9   **Anderson JJ et al.** (2001) Ankylosing spondylitis assessment group preliminary definition of short-term improvement in ankylosing spondylitis. Arthritis Rheum 44: 1876–1886
10 **Calin A et al.** (2004) Outcomes of a multicentre randomised clinical trial of etanercept to treat ankylosing spondylitis. Ann Rheum Dis 63: 1594–1600
11 **Rudwaleit M et al.** (2004) Prediction of a major clinical response (BASDAI 50) to tumour necrosis factor alpha blockers in ankylosing spondylitis. Ann Rheum Dis 63: 665–670
12 **Braun J et al.** (2003) International ASAS consensus statement for the use of anti-tumour necrosis factor agents in patients with ankylosing spondylitis. Ann Rheum Dis 62: 817–824
13 **Henrickson M, Reiff A** (2004) Prolonged efficacy of etanercept in refractory enthesitis-related arthritis. J Rheumatol 31: 2055–2061

Etanercept – neue Therapieoption bei der Plaque-Psoriasis

Wolf-Henning Boehncke, Frankfurt am Main

Nach erfolgreichem Einsatz bei verschiedenen rheumatischen Erkrankungen wurde der lösliche Tumornekrosefaktor (TNF)-α-Rezeptor Etanercept im September 2004 auch für die Therapie der Plaque-Psoriasis zugelassen. Studienergebnissen zufolge führt Etanercept zu einer ausgeprägten Rückbildung der Hautsymptome und einer deutlichen Verbesserung der Lebensqualität der Psoriasis-Patienten.

Mit einer Prävalenz von 2% bis 3% ist die Psoriasis eine der häufigsten chronisch entzündlichen Hauterkrankungen im Erwachsenenalter. In Deutschland haben bis zu 2 Millionen Menschen eine Psoriasis. Besonders häufig betroffen sind der behaarte Kopf, die Streckseiten der Extremitäten, die Steißregion und das Gesäß. Prinzipiell kann jedoch das gesamte Hautorgan erkrankt sein. Typisch sind scharf begrenzte, gerötete und schuppende Effloreszenzen, die oftmals Juckreiz auslösen und auch schmerzhaft sein können (Plaques). Ein Befall der Nägel ist bei 15% bis 30% der Patienten mit Psoriasis und gehäuft bei Patienten mit Psoriasis-Arthritis (PsA) zu diagnostizieren. Aufgrund der von den Betroffenen selbst und der Umwelt als unschön empfundenen Hauterscheinungen fühlen sich die Patienten stigmatisiert; ihre Lebensqualität ist ähnlich stark eingeschränkt wie bei anderen schweren Organerkrankungen (→ Abbildung 1). Etwa 10% der Psoriasis-Patienten im Alter von 18 bis 40 Jahren dachten bereits einmal an Suizid [1].

Immunpathogenese der Psoriasis ➤ Untersuchungen der letzten Jahre zufolge liegt den Inflammationsprozessen bei der Psoriasis eine anhaltende T-Zellaktivierung zugrunde [2, 3]. Die Entzündung verläuft über eine mehrstufige Kaskade, die mit einer Antigen-Prozessierung durch die Langerhans-Zellen der Epidermis beginnt. Diese wandern von der Haut in die drainierenden Lymphknoten und stimulieren dort antigenspezifische T-Zellen. Die aktivierten T-Zellen proliferieren, differenzieren sich zu Effektor-T-Zellen und gelangen anschließend mithilfe spezifischer Rezeptoren und Adhäsionsmoleküle zurück zum Ort der Entzündung in der Haut. Es dominieren bei

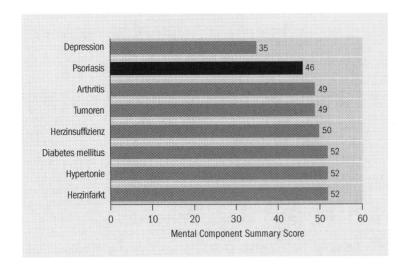

→ **Abbildung 1:** Die Auswirkungen der Psoriasis auf den psychischen Gesundheitszustand sind vergleichbar mit denen bei schweren Organerkrankungen wie beispielsweise Herzinsuffizienz oder Arthritis. Ein niedriger Mental Component Summary Score zeigt eine hohe Krankheitsbelastung bzw. einen schlechten Gesundheitszustand an (modifiziert nach [1])

der Psoriasis T-Helferzellen vom Typ 1 (Th1). Diese Differenzierung bestimmt auch das Muster der produzierten Zytokine. Synthetisiert werden große Mengen proinflammatorischer Zytokine wie Interferon-γ, das die epidermale Hyperplasie triggert, und TNF-α, während Typ-2-Zytokine wie Interleukin (IL) 4, IL 10 und IL 11 mengenmäßig unterrepräsentiert sind.

TNF-α ist aufgrund seiner multiplen biologischen Effekte wichtig im Entzündungsgeschehen: TNF-α stimuliert die Expression der Adhäsionsmoleküle auf Endothelzellen, verstärkt die Sekretion weiterer proinflammatorischer Zytokine und aktiviert Keratinozyten zur Hyperproliferation. Die Konzentration von TNF-α im Plasma der Psoriasis-Patienten sowie in psoriatischen Plaques ist hoch; umgekehrt führt eine effektive, mit einer klinischen Besserung einhergehende Therapie zum Abfall der pathologisch erhöhten TNF-α-Spiegel [4].

Probleme aktueller Antipsoriatika ≫ Obwohl heute eine Vielzahl topischer und systemischer Medikamente sowie die Phototherapie für die Behandlung der verschiedenen Schweregrade der Psoriasis zur Verfügung stehen, ist mehr als die Hälfte der betroffenen Patienten mit der derzeitigen Therapie nicht zufrieden [5]. So sind viele der etablierten Behandlungsmöglichkeiten bei der Psoriasis wenig anwenderfreundlich. Die Patienten empfinden insbesondere die topische Therapie als zeitaufwändig und/oder ineffektiv und befürchten zudem Nebenwirkungen der systemischen Behandlung. Das langfristige Sicherheitsprofil von Substanzen wie Ciclosporin A oder Methotrexat (MTX) ist problematisch, sodass ihr Einsatz limitiert ist. Zur Vermeidung einer kumulativen Toxizität werden diese Substanzen daher alternierend nur für einen begrenzten Zeitraum eingesetzt (Rotationstherapie). Bedingt durch diese Faktoren ist die langfristige Compliance der Psoriasis-Patienten häufig schlecht.

Neutralisation von TNF-α ≫ Bei der rheumatoiden Arthritis (RA), die wie die Psoriasis u. a. durch einen pathophysiologisch erhöhten TNF-α-Spiegel charakterisiert ist, werden TNF-α-Blocker wie beispielsweise Etanercept bereits seit mehreren Jahren erfolgreich eingesetzt [6, 7]. Etanercept ist ein humanidentisches Fusionsprotein aus 2 extrazellulären Domänen des TNF-Rezeptors, die an den Fc-Anteil von menschlichem IgG$_1$ gekoppelt sind. Bei Psoriasis-Arthritis (PsA)-Patienten führte der Wirkstoff in 2 Studien nicht nur zur Besserung des Gelenkbefalls, sondern auch zur Rückbildung der psoriatischen Hauterscheinungen [8, 9]. Diese Ergebnisse waren Anlass für eine Überprüfung der Effektivität und Sicherheit von Etanercept bei Psoriasis-Patienten.

Viel versprechende Daten lieferte bereits eine kleinere multizentrische Phase-II-Studie [10]. Für die plazebokontrolliert und doppelblind durchgeführte Untersuchung wurden 112 Psoriasis-Patienten randomisiert je einem Therapiearm mit Etanercept in der Standarddosierung von 25 mg 2-mal wöchentlich s.c. oder mit Plazebo zugeteilt. Die Patienten waren bereits seit etwa 20 Jahren an Psoriasis erkrankt und wiesen im Durchschnitt einen Hautbefall von etwa 30 % der Körperoberfläche auf. Alle Patienten wurden zuvor aufgrund ihrer Krankheit bereits systemisch oder mit einer Phototherapie behandelt.

Die Besserung des Psoriasis Area and Severity Index (PASI) um mehr als 75 % vom Ausgangswert (PASI 75) nach 12-wöchiger Therapie ist das gängigste Kriterium für die

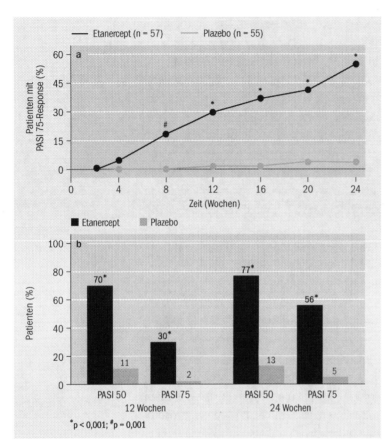

→ **Abbildung 2:** Phase-II-Studie mit Etanercept bei Psoriasis – a) unter Etanercept deutliche und im Studienverlauf zunehmende Besserung der Hautveränderungen, b) Ansprechen nach PASI 50 und PASI 75 nach 12- und

Effektivitätsbeurteilung neuer biologischer Substanzen in der Therapie der Psoriasis. Auch in der Phase-II-Studie wurde daher der Anteil an Patienten, die nach 12 Wochen einen PASI 75 erreichten, als primärer Endpunkt gewählt. Der PASI ist eine Skala (Maximalwert: 72 Punkte), mit der die Schwere der Psoriasis quantifiziert werden kann [11]. Der Index erfasst die befallene Körperoberfläche und berücksichtigt dabei die Schuppung, das Erythem und das Infiltrat der Hautveränderungen. In der Studie wurde außerdem die Krankheitsaktivität global auf einer 5-stufigen Skala durch Arzt und Patienten bewertet. Zudem wurde die Lebensqualität der Patienten mittels Dermatology Life Quality Index (DLQI) ermittelt.

Verbesserung der Lebensqualität ≫ Nach 12-wöchiger Therapie wurde bei signifikant mehr mit Etanercept als mit Plazebo behandelten Patienten eine Besserung des Hautbefalls nach PASI 75 beobachtet (30 % versus 2 %; $p < 0{,}001$, → Abbildung 2). Bis zur 24. Studienwoche stieg dieser Anteil auf 56 % versus 5 % unter Plazebo ($p < 0{,}001$). Bei 21 % der Patienten führte Etanercept zu einer 90 %igen Besserung der Hautveränderungen (PASI 90); in der Plazebogruppe war dies bei keinem Patienten möglich. Die Effektivität des TNF-α-Rezeptors bestätigte sich auch in der globalen Einschätzung durch Ärzte und Patienten. Eine komplette oder fast vollständige Abheilung der Hautveränderungen (Score: 0 oder 1) wurde zu Studienende bei 53 % der mit Etanercept behandelten Patienten festgestellt. Die Patienten sprachen schnell auf den TNF-α-Rezeptor an. Deutliche Unterschiede zwischen den Studienarmen bei verschiedenen Wirksamkeitsparametern zeigten sich bereits nach 2-wöchiger Therapie. Darüber hinaus führte die Behandlung mit Etanercept ab der 4. Woche zu einer ausgeprägten Verbesserung der Lebensqualität in allen Domänen des DLQI.

Diese Ergebnisse wurden durch die Daten einer großen Phase-III-Studie mit insgesamt 652 Patienten bestätigt [12]. Die Patienten hatten im Mittel seit 18,7 Jahren eine Psoriasis und waren mit topischen Kortikosteroiden vorbehandelt (88 %) oder hatten eine systemische Behandlung bzw. eine Phototherapie erhalten (76 %). Der PASI der Patienten betrug zu Studienbeginn im Mittel 18,4; durchschnittlich knapp 30 % der Körperoberfläche der Patienten war von der Hauterkrankung betroffen.

Das Protokoll der multizentrischen Doppelblindstudie sah eine randomisierte Zuteilung der Patienten in 4 Studienarme vor (→ Abbildung 3): 160 Patienten erhielten Etanercept in niedriger Dosierung (25 mg s.c. 1-mal pro Woche), 162 Patienten in Standarddosierung (25 mg s.c. 2-mal pro Woche) und 164 Patienten hoch dosiert (50 mg s.c. 2-mal pro Woche). 166 Patienten erhielten zunächst Plazebo und wurden nach 12 Wochen auf Etanercept in Standarddosierung (25 mg s.c. 2-mal pro Woche) umgestellt, wobei die doppelte Verblindung gewahrt blieb. Primärer Endpunkt war wie in der Phase-II-Studie der Anteil der Patienten pro Therapiearm mit einer mindestens 75 %igen PASI-Reduktion nach 12 Behandlungswochen. Auch die weiteren Effektivitätsparameter entsprachen denen der Phase-II-Studie.

Schnelles Ansprechen auf Etanercept ≫
In der Studienwoche 12 hatten 4 % der mit Plazebo behandelten Patienten den primären Endpunkt PASI 75 erreicht (→ Abbildung 4). In allen Verumarmen war dieser Anteil höher. Auf die niedrige Etanercept-Dosierung hatten 14 %, auf die Standarddosierung 34 % und auf die hohe Etanercept-Dosierung 49 % der Patienten mit einer mindestens 75 %igen Besserung des Hautbefalls angesprochen. Dieser Unterschied zwischen Plazebo und Verum wurde im Hochdosisarm bereits nach 4 Wochen und bei mittlerer Dosierung nach 8 Wochen erreicht. Bei längerer Therapiedauer besserte sich der Hautbefall weiter. Nach 24 Wochen erfüllten 25 % der Patienten im Niedrigdosisarm, 44 % im Standarddosisarm und 59 % im Hochdosisarm die Kriterien des PASI 75. Von den von Plazebo auf die Etanercept-Therapie umgestellten Patienten erreichten 33 % eine Besserung um mindestens 75 %. Je nach Dosierung erreichten bis zu 30 % der mit Etanercept behandelten Patienten sogar eine Besserung um mindestens 90 %.

Vorteile zugunsten von Etanercept zeigten sich auch bei den übrigen Wirksamkeitsparametern. Eine komplette oder fast vollständige Abheilung der Hauterscheinungen zeigten nach 12 Wochen 8 % der mit Plazebo und abhängig von der

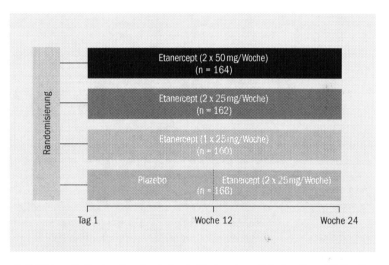

→ **Abbildung 3:** Design der plazebokontrollierten doppelblinden Phase-III-Studie mit Etanercept bei Psoriasis-Patienten (modifiziert nach [12])

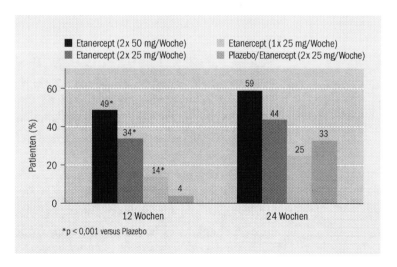

→ **Abbildung 4:** Phase-III-Studie mit Etanercept bei Patienten mit Psoriasis – Ansprechen nach PASI 75 in den 4 Studienarmen (modifiziert nach [12])

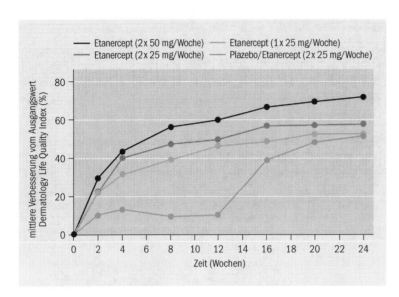

Legende:
— Etanercept (2 x 50 mg/Woche) — Etanercept (1 x 25 mg/Woche)
— Etanercept (2 x 25 mg/Woche) — Plazebo/Etanercept (2 x 25 mg/Woche)

y-Achse: mittlere Verbesserung vom Ausgangswert Dermatology Life Quality Index (%)
x-Achse: Zeit (Wochen)

→ **Abbildung 5:** Phase-III-Studie mit Etanercept bei Psoriasis – Verbesserung der Lebensqualität, ermittelt anhand des Dermatology Life Quality Index (modifiziert nach [12])

Dosierung bis zu 81 % der mit Etanercept behandelten Patienten. Zudem berichteten knapp drei Viertel der Patienten im Hochdosisarm und jeweils mehr als die Hälfte der Patienten in den weiteren Verumarmen über eine Verbesserung ihrer Lebensqualität (→ Abbildung 5). Der günstige Effekt der Behandlung machte sich bereits in Studienwoche 2 bemerkbar.

Konstanter Therapieeffekt nach Dosisreduktion ≫ Bei Psoriasis-Patienten, die zunächst mit der hohen Dosierung von 50 mg Etanercept 2-mal wöchentlich s.c. behandelt wurden, blieb der Therapieeffekt auch nach Halbierung der Dosierung bestehen. Das dokumentieren die Ergebnisse einer großen multizentrischen Doppelblindstudie, für die 583 seit im Mittel etwa 20 Jahren erkrankte und vorbehandelte Psoriasis-Patienten mit einem initialen PASI von mindestens 10 rekrutiert worden waren [13]. In der 1. Studienphase erhielten die Patienten nach randomisierter Zuordnung entweder Plazebo oder Etanercept in einer Dosierung von 25 mg s.c. 2-mal pro Woche oder 50 mg s.c. 2-mal pro Woche. In der offenen 2. Studienphase wurden alle Patienten mit der Standarddosierung von 25 mg Etanercept s.c. 2-mal wöchentlich behandelt.

Nach 12-wöchiger Therapie hatten 49 % der hoch dosiert mit Etanercept behandelten Patienten und 34 % der mit der Etanercept-Standarddosierung therapierten Patienten den primären Endpunkt PASI 75 erreicht – signifikant mehr als unter Plazebo (3 %; p < 0,0001). Nach der Umstellung auf Etanercept in einer Dosierung von 25 mg 2-mal pro Woche s.c. war eine Besserung auch bei den Patienten im ehemaligen Plazeboarm zu beobachten: Eine PASI-Reduktion um mindestens 75 % erreichten 28 % der Patienten. In den beiden Verumarmen verstärkte sich der Therapieeffekt weiter, obwohl die Patienten im Hochdosisarm nur noch die halbe Etanercept-Dosierung erhielten. Trotz der Dosisreduktion sprach in dieser Gruppe fast ein Drittel der Patienten, bei denen im ersten Studienteil keine signifikante klinische Besserung eingetreten war, auf den TNF-α-Rezeptor an.

Option für die Langzeittherapie ≫ In allen Studien wurde Etanercept von den Patienten gut vertragen [10, 12, 13]. Das Auftreten unerwünschter Ereignisse und Infektionen war in den Verum- und Plazebogruppen vergleichbar. Auch unter der hoch dosierten Therapie mit Etanercept (50 mg s.c. 2-mal pro Woche) wurden keine vermehrten unerwünschten Ereignisse wie beispielsweise Infektionen dokumentiert.

Langzeiterfahrungen mit dem TNF-α-Rezeptor liegen für Psoriasis-Patienten noch nicht vor. Doch wurden seit der Einführung von Etanercept bei der RA und weiteren Indikationen mittlerweile über 255.000 Patienten mit dem Medikament behandelt. Sowohl diese Erfahrungen als auch langfristige Sicherheitsstudien bei mehr als 2.000 Patienten belegen die anhaltende Effektivität und das günstige Nutzen-Risiko-Profil der Substanz [14]. Etanercept könnte somit zukünftig auch eine günstige Option für die Langzeittherapie der Psoriasis sein, die bislang aufgrund der kumulativen toxischen Wirkung vieler systemischer Antipsoriatika oder Phototherapien schwierig war.

Praktische Handhabung ≫ Etanercept wurde im September 2004 für die Behandlung von Patienten mit mittelschwerer bis schwerer Plaque-Psoriasis zugelassen, die auf andere systemische Therapien (z.B. Ciclosporin A, Methotrexat) oder auf eine Psoralen-UVA-Therapie nicht angesprochen haben bzw. diese nicht vertragen oder Kontraindikationen aufweisen. Die empfohlene Etanercept-Dosierung bei der Plaque-Psoriasis ist 25 mg s.c. 2-mal wöchentlich. Bei Patienten mit hoher Krankheitsaktivität ist aber auch eine Applikation von 50 mg s.c. 2-mal pro Woche über einen Zeitraum von bis zu 12 Wochen möglich, eventuell gefolgt von einer weiteren 12-wöchigen Behandlung mit der niedrigeren 25-mg-Dosierung. Grundsätzlich sollte die Behandlung bis zum Erreichen einer Remission – maximal 24 Wochen – fortgesetzt werden. Spricht ein Patient nicht innerhalb von 12 Wochen an, sollte die Therapie abgebrochen werden.

1 **Rapp SR et al.** (1999) Psoriasis causes as much disability as other major medical diseases. J Am Acad Dermatol 41: 401–407

2 **Krueger JG** (2002) The immunologic basis for the treatment of psoriasis with new biologic agents. J Am Acad Dermatol 46: 1–23

3 **Schön MP, Boehncke W-H** (2005) Psoriasis-immunopathogenesis, genetics and therapeutic perspectives. N Engl J Med, im Druck

4 **Mussi A et al.** (1997) Serum TNF-alpha levels correlate with disease severity and are reduced by effective therapy in plaque-type psoriasis. J Biol Regul Homeost Agents 11: 115–118

5 **Salonen S-H** (2004) The EUROPSO psoriasis patient study: treatment history and satisfaction reported by 17990 members of european psoriasis patient association. EADV

6 **Moreland LW et al.** (1999) Etanercept therapy in rheumatoid arthritis. A randomized controlled trial. Ann Intern Med 130: 478–486

7 **Weinblatt ME et al.** (1999) A trial of etanercept, a recombinant tumor necrosis factor receptor: Fc fusion protein, in patients with rheumatoid arthritis receiving methotrexate. N Engl J Med 340: 253–259

8 **Mease PJ et al.** (2000) Etanercept in the treatment of psoriatic arthritis and psoriasis: a randomised trial. Lancet 356: 385–390

9 **Mease PJ et al.** (2004) Etanercept treatment of psoriatic arthritis: safety, efficacy, and effect on disease progression. Arthritis Rheum 50: 2264–2272

10 **Gottlieb AB et al.** (2003) A randomized trial of etanercept as monotherapy for psoriasis. Arch Dermatol 139: 1627–1632

11 **Fredricksson T et al.** (1978) Severe psoriasis: oral therapy with a new retinoid. Dermatologica 157: 238–244

12 **Leonardi CL et al.** (2003) Etanercept as monotherapy in patients with psoriasis. N Engl J Med 349: 2014–2022

13 **Papp K et al.** (2004) Etanercept maintains treatment response following dose reduction in patients with psoriasis. EADV

14 **Moreland LW et al.** (2002) Global safety and efficacy of more than five years of etanercept (Enbrel®) therapy in rheumatoid arthritis. Arthritis Rheum 46 (Suppl): S532, # 1424

Autoren

➤ **Prof. Dr. Wolf-Henning Boehncke**
Leiter der dermatologischen Allergologie und Immunologie
Zentrum der Dermatologie und Venerologie
Klinikum der Johann Wolfgang Goethe-Universität
Theodor-Stern-Kai 7, 60590 Frankfurt am Main

➤ **Prof. Dr. Gerd Horneff**
Kommisarischer Direktor der Universitätsklinik und Poliklinik
für Kinder- und Jugendmedizin
der Martin-Luther-Universität Halle-Wittenberg
Ernst-Grube-Straße 40, 06120 Halle

➤ **Prof. Dr. Joachim P. Kaltwasser**
Leiter der Abteilung Rheumatologie
Zentrum der Inneren Medizin
Medizinische Klinik II
Klinikum der Johann Wolfgang Goethe-Universität
Theodor-Stern-Kai 7, 60590 Frankfurt am Main

➤ **Prof. Dr. Jörn Kekow**
Chefarzt der Klinik für Rheumatologie der
Otto-von-Guericke-Universität Magdeburg
im Fachkrankenhaus für Rheumatologie und Orthopädie GmbH
Sophie-von-Boetticher-Straße 1, 39245 Vogelsang-Gommern

➤ **Prof. Dr. Matthias Schneider**
Rheumatologie
Heinrich-Heine-Universität
Moorenstr. 5, 40225 Düsseldorf

➤ **Prof. Dr. Johann O. Schröder**
Oberarzt, Leiter der Arbeitsgruppe Rheumatologie
II. Medizinische Klinik und Poliklinik
im Universitätsklinikum Schleswig-Holstein
Campus Kiel/Städtisches Krankenhaus Kiel
Chemnitzstraße 33, 24116 Kiel

➤ **Prof. Dr. Joachim Sieper**
Leiter der Rheumatologie, Medizinische Klinik I
Campus Benjamin-Franklin, Charité – Universitätsmedizin Berlin
Hindenburgdamm 30, 12200 Berlin

9332